U0279271

智能机电技术丛书

可穿戴下肢外骨骼
人机协同设计与实验研究

任 彬 著

上海科学技术出版社

内 容 提 要

本书以可穿戴下肢外骨骼为研究对象,系统介绍了下肢外骨骼系统建模和基于人体数据采集的外骨骼传感系统,通过遗传算法的步态轨迹规划、自适应迭代的单腿协同、RBF神经网络的步态预测,对可穿戴外骨骼进行人机协同与实验设计,并研发了一套可穿戴下肢外骨骼设备。

本书内容涉及机械工程、医学工程、国防科技等领域,可供机械、军事、医疗康复、建筑施工等专业的科研开发和工程技术人员参考,也可作为高等院校或科研院所从事机器人、控制系统等方面研究的研究生教材。

图书在版编目(CIP)数据

可穿戴下肢外骨骼人机协同设计与实验研究 / 任彬著.
—上海:上海科学技术出版社,2020.4(2024.8重印)
(智能机电技术丛书)
ISBN 978 - 7 - 5478 - 4795 - 4

Ⅰ.①可… Ⅱ.①任… Ⅲ.①人体-下肢骨-人-机系统-设计-研究 Ⅳ.①R322.7②TB18

中国版本图书馆 CIP 数据核字(2020)第 033308 号

可穿戴下肢外骨骼人机协同设计与实验研究
任 彬 著

上海世纪出版(集团)有限公司
上 海 科 学 技 术 出 版 社 出版、发行
(上海市闵行区号景路 159 弄 A 座 9F - 10F)
邮政编码 201101 www.sstp.cn
上海当纳利印刷有限公司印刷
开本 787×1092 1/16 印张 11 插页 8
字数:200 千字
2020 年 4 月第 1 版 2024 年 8 月第 3 次印刷
ISBN 978 - 7 - 5478 - 4795 - 4/TH·85
定价:85.00 元

本书如有缺页、错装或坏损等严重质量问题,请向工厂联系调换

reface

前　言

　　我国人口老龄化问题日益严重。截至 2018 年年底，我国 60 岁以上的老龄人口已接近 2.5 亿，约占总人口的 17％；上海已成为我国人口老龄化程度较高的城市之一。2016 年，国务院发布的《关于加快发展康复辅助器具产业的若干意见》指出，我国是世界上康复辅助器具需求人数最多、市场潜力最大的国家，康复辅助器具产业是"健康中国"的重要组成部分。民政部、上海市人民政府签署的《共同建设国家现代民政示范区合作协议》提到，积极推进具有中国特色和上海特点的上海地区康复辅助器具产业综合创新示范工作，推进"健康上海"建设。

　　在工程中，机械外骨骼或称动力外骨骼，是一种由人造框架所构成的、可由人员穿戴的某种机器装备，通过这个装备提供给穿戴者额外的力量、速度或其他能力。下肢外骨骼可以帮助行动能力减弱的老年人及肢体残障患者，恢复行为能力或辅助其进行康复训练。下肢外骨骼也可以显著提高肢体健全穿戴者的力量、耐力水平，增加其工作效率。人机协同的下肢外骨骼甚至可以完成人力所无法完成的高危或繁重的作业，其在诸如抢险救灾、搜索失踪人员，以及物资救援、建筑施工、地质科考等方面都有广泛的应用前景。

　　另外，为提升单兵战斗能力，世界各国都在努力利用高新科技武装士兵，提高本国军队的单兵作战能力。但在不断提升单兵防护性、火力及信息化能力的同时，士兵的负荷量也不可避免地大幅增加。而可穿戴下肢外骨骼便是理想的解决方案，它可以替士兵负担额外的重量，携带更多防护装备和弹药补给，延长有效作战时间。

　　国外对于外骨骼机器人的研究经历了很长的时间，美国陆军外弹道实验室于1963年发表的相关研究报告,详细阐述了他们从1951年开始进行的一项名为"有源矫正辅助器"的工作,较为全面地阐述了有源外骨骼机器人装置的工程设计问题。国内对于外骨骼机器人的研究开展得相对较晚,2004年后才有少量文献涉及。目前,浙江大学、中国科技大学、华东理工大学、中国人民解放军海军航空大学等多所高校及科研单位都已经开展了有关外骨骼机器人的研究,并取得了一定的成果。

本书围绕下肢外骨骼系统建模做了以下研究:建立下肢肌肉-骨骼模型,利用肌肉控制算法,对所建立的人体下肢模型进行步行状态采集,得到人体运动所需的肌肉力、能量消耗等生理学曲线;构造人体-外骨骼机器人耦合模型,对该模型进行运动学与动力学仿真,得到耦合模型的人体生理学曲线,对比人体下肢肌肉-骨骼模型的仿真结果,可判别人机耦合程度。仿真结果可作为可穿戴下肢外骨骼实验设计和样机开发的基础。与国内外同类专著相比,本书侧重介绍人机交互理论、实验设计及可穿戴下肢外骨骼的自主研发。

本书在外骨骼系统建模的基础上,重点开展人机协同的实验设计与控制算法研究,具体包括以下几个方面:

(1) 从解剖学角度出发,分析了人体下肢结构及其运动特性。基于"完全拟人化"的设计思想,提出了基于混联机构的20个自由度的下肢外骨骼模型。其中,盆骨为6个自由度;对单腿而言,髋关节和踝关节分别为3个自由度、膝关节为1个自由度。此外,分析了混联下肢外骨骼模型在髋关节处的人机运动匹配问题。

(2) 将复杂的混联下肢外骨骼模型简化为矢状面的单腿模型进行分析。基于拉格朗日法建立了下肢外骨骼单腿支撑相、摆动相的动力学模型及物理型人机交互模型。采用自适应迭代学习控制方法,实现了下肢外骨骼的人机协同运动,并分析了人机交互力矩对人机协同控制误差的影响。

(3) 采用模型分块逼近的RBF神经网络策略,对穿戴者下一步态周期的步态运动进行预测。结合步态采集实验结果,对步态预测的效果进行了评估。

(4) 基于光学运动测量系统,设计了步态捕捉实验,获取了多种步态模式下的下肢各关节角度数据,为混联下肢外骨骼的人机运动匹配、矢状面内下肢外骨骼单腿协同运动控制，以及髋关节步态预测等工作奠定了实验基础。

　　本书在介绍了下肢外骨骼系统建模、人体传感数据采集、人机协同控制算法等理论研究的基础上，展示了上海大学自主研发的可穿戴下肢外骨骼样机，该样机参展上海"第21届中国国际工业博览会"，获得了广泛关注和一致好评。

　　本书是作者多年来在人机交互机械领域的研究成果，也是上海大学医工结合一流学科方向建设的核心研究内容之一。本书是在控制理论的基础上，对人机交互领域的深入探讨。本书的研究工作得到了国家自然科学基金面上项目(51775325)、上海市高水平地方高校试点建设医工结合项目、上海市高校高峰高原学科建设计划、上海东方学者计划(QD2016033)、香港香江学者计划(XJ2013015)的联合资助。本书的编写参考了国内外相关著作，在此致以诚挚的谢意。感谢上海大学机电工程与自动化学院的领导对本书研究工作的支持与帮助。感谢参与相关研究的罗序荣、刘建伟、潘韫杰、赵中铭、丁钰杰、沈彩怡等同学。

任　彬

2020年1月

于上海大学宝山校区

C ontents

目 录

第1章 绪论 ·· **1**

1.1 下肢外骨骼国内外研究概况 ·························· 1
　　1.1.1 国外研究概况 ······························· 1
　　1.1.2 国内研究概况 ······························· 6
1.2 下肢外骨骼人机协同运动的关键问题 ·················· 9
　　1.2.1 人体下肢行走机理分析 ························ 9
　　1.2.2 下肢外骨骼仿生学构型设计 ···················· 9
　　1.2.3 下肢外骨骼系统建模与人机协同 ················ 10
　　1.2.4 人体下肢步态预测 ·························· 11

第2章 下肢外骨骼系统建模与仿真 ·················· **12**

2.1 OpenSim 建模仿真 ································· 12
　　2.1.1 人体下肢模型逆向动力学仿真 ·················· 12
　　2.1.2 下肢肌肉骨骼的动力学建模与求解 ··············· 15
　　2.1.3 人体下肢模型动力学正解仿真 ·················· 28
2.2 外骨骼机器人三维造型与仿真分析 ···················· 30
　　2.2.1 外骨骼机器人的造型方案 ······················ 30
　　2.2.2 外骨骼机器人的各部件参数 ···················· 31
　　2.2.3 外骨骼机器人运动学仿真验证 ·················· 33
　　2.2.4 人体下肢与外骨骼机器人耦合方式 ··············· 34
　　2.2.5 人机耦合模型仿真结果 ······················ 39
2.3 本章小结 ······································· 41

第3章 人体数据采集的外骨骼传感系统 ················· **43**

3.1 Kinect 的骨骼识别与动作识别 ················· 43

  3.1.1 Kinect 骨骼跟踪原理 ················· 44

  3.1.2 骨骼数据获取 ················· 45

  3.1.3 骨骼数据的处理 ················· 45

  3.1.4 Unity 3D 与 Kinect 的配合 ················· 46

  3.1.5 根据关节点对动作进行提取 ················· 49

  3.1.6 动作识别的方式 ················· 50

  3.1.7 动作规划中的算法 ················· 53

3.2 脑电信号下的人体数据采集 ················· 55

  3.2.1 大脑的结构及功能分区 ················· 55

  3.2.2 脑电信号的产生 ················· 57

  3.2.3 脑电信号的采集 ················· 60

  3.2.4 信号采集注意事项 ················· 63

3.3 脑电信号下的人体下肢运动实验 ················· 64

  3.3.1 运动性疲劳概述 ················· 64

  3.3.2 脑疲劳电信号的采集方法 ················· 65

  3.3.3 脑电信号的频率(谱)特征提取 ················· 70

  3.3.4 实验测试数据处理 ················· 71

  3.3.5 实验1：走路实验 ················· 73

  3.3.6 实验2：蹲起实验 ················· 76

3.4 本章小结 ················· 79

第4章 遗传算法的下肢外骨骼步态轨迹规划 ················· **80**

4.1 下肢外骨骼虚拟原型设计及其数学模型 ················· 80

  4.1.1 6个自由度人体单腿生物学模型 ················· 80

  4.1.2 下肢外骨骼模型 ················· 81

  4.1.3 运动学模型及六点步态轨迹描述法 ················· 82

4.2 遗传基因优化算法 ················· 83

  4.2.1 关节轨迹优化 ················· 84

  4.2.2 优化评估方程 ················· 84

  4.2.3 遗传基因算法设计 ················· 85

4.3　仿真实验及结果分析 ……………………………………… 86

4.4　本章小结 …………………………………………………… 88

第 5 章　混联下肢外骨骼人机运动匹配 …………………… **89**

5.1　人体下肢行走机理分析 …………………………………… 89

　5.1.1　人体基本切面和基本轴 ……………………………… 89

　5.1.2　人体下肢关节结构及运动特性 ……………………… 90

　5.1.3　人体下肢肌肉-骨骼模型 ……………………………… 92

5.2　基于混联机构的仿人型下肢外骨骼构型 ………………… 94

　5.2.1　混联下肢外骨骼构型 ………………………………… 94

　5.2.2　混联外骨骼髋关节运动学模型 ……………………… 95

　5.2.3　髋关节人机运动匹配分析 …………………………… 96

5.3　本章小结 …………………………………………………… 100

第 6 章　下肢外骨骼人机交互系统 ………………………… **101**

6.1　物理型下肢外骨骼单腿建模 ……………………………… 101

　6.1.1　矢状面步态分析 ……………………………………… 101

　6.1.2　摆动相动力学建模 …………………………………… 102

　6.1.3　支撑相动力学建模 …………………………………… 107

　6.1.4　物理型人机交互建模 ………………………………… 109

6.2　自适应迭代学习的外骨骼单腿协同 ……………………… 110

　6.2.1　迭代学习控制算法 …………………………………… 110

　6.2.2　自适应迭代学习控制器设计 ………………………… 112

　6.2.3　步态跟踪仿真 ………………………………………… 113

6.3　本章小结 …………………………………………………… 118

第 7 章　模型分块逼近的 RBF 神经网络步态预测 ………… **120**

7.1　基于时间序列的步态预测 ………………………………… 121

　7.1.1　基于卡尔曼滤波的步态预测 ………………………… 121

　7.1.2　基于牛顿预测器的步态预测 ………………………… 123

7.2　RBF 神经网络步态预测 …………………………………… 124

7.2.1　RBF 神经网络算法 ·· 124

7.2.2　下肢模型逼近 ··· 125

7.2.3　步态预测策略 ··· 126

7.2.4　矢状面步态预测结果 ·· 129

7.3　本章小结 ··· 131

第8章　人体下肢步态捕捉实验设计 ·································· 132

8.1　人体步态捕捉方案与实验 ·· 132

8.1.1　捕捉方案简介 ··· 132

8.1.2　步态捕捉光学系统 ·· 132

8.1.3　实验设计 ·· 134

8.1.4　步态捕捉 ·· 136

8.2　步态捕捉结果及数据分析 ·· 137

8.3　本章小结 ··· 140

第9章　下肢外骨骼的样机设计及实物展示 ····················· 142

9.1　总体设计方案 ·· 142

9.2　样机结构设计 ·· 143

9.2.1　腰部 ·· 143

9.2.2　髋关节和膝关节 ·· 143

9.2.3　踝关节及足部 ··· 144

9.3　样机系统设计 ·· 146

9.3.1　外骨骼机器人驱动系统 ·· 146

9.3.2　外骨骼机器人控制系统 ·· 146

9.3.3　关节执行器方案选择 ·· 148

9.4　样机实物 ··· 150

9.5　展望 ··· 153

参考文献 ·· 154

《可穿戴下肢外骨骼人机协同设计与实验研究》彩色插图

主要符号表

（按字母排序）

θ	绕 Z 轴的旋转角度
$\boldsymbol{\omega}$	操作空间的旋转角速度矢量
$\boldsymbol{a}$	加速度矢量
$\boldsymbol{C}(\boldsymbol{q}, \dot{\boldsymbol{q}})$	Coriolis 项
$\boldsymbol{e}_{ij}$	在坐标系 i 中表达的单位矢量
$\boldsymbol{f}_{\mathrm{d}}$	期望的环境作用力矢量
$\boldsymbol{f}_{\mathrm{e}}$	机器人对环境的作用力矢量
$\boldsymbol{f}_x$	X 方向的人机力
$\boldsymbol{f}_y$	Y 方向的人机力
$\boldsymbol{f}$	人机交互作用力
$\boldsymbol{F}$	运动摩擦系数矩阵
$\boldsymbol{G}(\boldsymbol{q})$	重力项矩阵
G_{a}	骨骼服的动力学模型
GCP	地面接触点
G_{h}	人机之间的交互模型
GRF	广义地面反作用力
$\boldsymbol{H}(\boldsymbol{q})$	惯性矩阵
$\boldsymbol{HFM}$	最大人力因数矩阵
$\boldsymbol{HF}$	人力因数矩阵
I	转动惯量
$\boldsymbol{J}$	雅可比矩阵

$\boldsymbol{K}_{Df}$	阻尼系数矩阵
$\boldsymbol{K}_{DP}$	期望的阻尼系数矩阵
$\boldsymbol{K}_{D}$	阻尼系数矩阵
$\boldsymbol{K}_{I}$	积分系数矩阵
$\boldsymbol{K}_{Mf}$	惯性系数矩阵
$\boldsymbol{K}_{MP}$	期望的惯性系数矩阵
$\boldsymbol{K}_{Pf}$	弹簧系数矩阵(刚性系数矩阵)
$\boldsymbol{K}_{Pp}$	期望的网性系数矩阵
$\boldsymbol{K}_{p}$	比例系数矩阵
m	质量
p_x	X方向位置
p_y	Y方向位置
$\dot{\boldsymbol{p}}$	操作空间的平移速度矢量
$\boldsymbol{p}$	操作空间的位置矢量
q_i	关节角度
$\ddot{\boldsymbol{q}}$	关节角加速度矢量
$\dot{\boldsymbol{q}}$	关节角速度矢量
$\boldsymbol{q}$	关节角度矢量
RBF	径向基函数
$\boldsymbol{R}$	旋转矩阵
SAC	灵敏度放大控制
$\boldsymbol{T}_a$	驱动器施加的力矩矢量
$\boldsymbol{T}_{hm}$	人机交互力矩矢量
$\boldsymbol{T}_z$	绕Z轴的人机力矩
$\boldsymbol{T}$	合外力矩矢量
V	Lyapunov函数
$\boldsymbol{v}$	操作空间的速度矢量
$\boldsymbol{x}_c$	参考轨迹的方位矢量
$\boldsymbol{x}_d$	期望的位置矢量

x_e	环境的位置矢量
x_h	人的位置矢量
$\dot{x}_c$	参考轨迹的速度矢量
$\ddot{x}_c$	参考轨迹的加速度矢量
$\ddot{x}$	广义加速度矢量
$\dot{x}$	广义速度矢量
x	广义坐标位置矢量
ZMP	零力矩点

第1章

绪　　论

　　下肢外骨骼是一种可穿戴的人机一体化机械装置,其将人的智力和机器人的"体力"完美地结合在一起,在医疗康复和助力等方面具有广泛的应用前景。随着社会的不断发展,我国面临着日益严重的人口老龄化问题和数量庞大的残疾人群问题。国家统计局统计,截至 2018 年年底,我国 60 岁以上的老龄人口已接近 2.5 亿。至 2030 年,我国将有超过 3 000 万脑卒中患者,各类残疾人总数超过 8 000 万,其中肢体残疾人口逾 2 400 万[1]。大量的患者、失能者和老年人需要康复和辅助器具。下肢外骨骼可以为下肢伤残和脑卒中患者提供比医护人员更高精度、更高重复性的康复训练,还可以依据恢复水平,定量调整训练的强度,因而在医疗领域得到越来越多的研究与应用。

　　另外,下肢外骨骼能够充分发挥人脑强大的信息处理能力,同时可以为肌体提供动力,增强肌体的行走能力,缓解大负重和长时间工作带来的肌体疲劳[2-4]。因此,下肢外骨骼也可作为单兵武器装备的子系统,帮助士兵携带更多的通信设备、武器弹药及急救物资,并以更快的速度行进,避免由于单兵负载过大而引起的伤病、过劳等情况。在制造业、农业、建筑业及抢险救灾等任务繁重且灵活性较强的领域,下肢外骨骼可以大大提高穿戴者的工作效率并防止肌肉骨骼损伤。

　　综上,下肢外骨骼可以作为一个子系统被应用到多个领域,以增强或重建穿戴者的下肢运动能力。下肢外骨骼本体通过一系列辅助装置与人体连接,为了不对穿戴者造成干扰,必须与穿戴者下肢保持同步运动。因此,实现下肢外骨骼人机协同运动是下肢外骨骼助力的关键。

1.1　　下肢外骨骼国内外研究概况

1.1.1　　国外研究概况

外骨骼人体运动增强的思想最早可以追溯到俄国 Nicholas Yagn 于 1890

年申请的发明专利[5]。该发明由并联在人体腿部外侧的 2 片弓形片弹簧组成，通过弹簧机构将人的体重传递至地面以减少支撑腿承受的负载，如图 1-1 所示。从 20 世纪 60 年代开始，外骨骼的研究在欧美等发达国家陆续开展，最初的目的是增强人体负载的能力。1965 年美国通用电气公司与康奈尔大学研制的"哈迪曼 1"(Hardiman 1)是最早的具有代表性的全身外骨骼样机[6]，如图 1-2 所示。该外骨骼采用液压驱动，重约 680 kg，采用主从控制模式，能够将四肢的力量放大 25 倍。

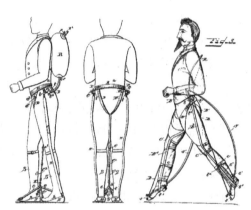

图 1-1　Nicholas Yagn 的外骨骼概念设计

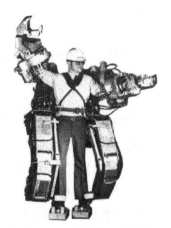

图 1-2　哈迪曼 1 外骨骼

到 20 世纪 90 年代末，随着机器人、传感、驱动及能源技术的进步，外骨骼的相关研究也开始快速发展。美国国防高级研究计划局(DARPA)于 2000 年开始进行"增强人体机能的外骨骼"(EHPA)项目的研究[7]，目标是"增强地面士兵的作战能力"。美国麻省理工学院(MIT)、美国 Sarcos 公司、加利福尼亚大学伯克利分校参与了 EHPA 项目。

美国麻省理工学院设计的准被动式外骨骼机器人(quasi-passive exoskeleton)[8]，能够在负重 36 kg 的情况下以 1 m/s 的速度行走，并将 80% 的负重传递到地面。如图 1-3 所示，准被动式外骨骼机器人髋关节配置了 3 个自由度，膝关节和踝关节各配置 1 个自由度，利用储能弹簧和变阻尼器驱动关节[9]。

美国雷神(Raytheon)公司旗下的 Sarcos 公司先后研制了全身式外骨骼 XOS-1 和 XOS-2，均采用液压驱动[10]。最新的 XOS-2 共有 23 个主动助力关节，其中单腿 6 个、腰部 1 个、单臂 5 个，如图 1-4 所示。士兵穿上 XOS-2

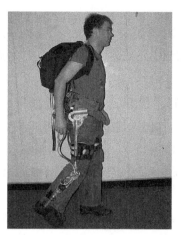

图 1-3 MIT 研制的下肢外骨骼

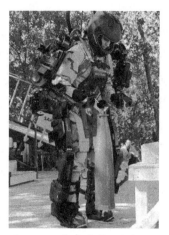

图 1-4 雷神公司的 XOS-2

之后可举起 90.7 kg 的重物(人体的承重仅 9 kg),可以单手劈开 3 in(1 in=2.54 cm)厚的木板,以及单手平举 23 kg 的重物。

加利福尼亚大学伯克利分校在 2004 年推出了第一代单兵外骨骼样机 "BLEEX"(Berkeley Lower Extremity Exoskeleton,图 1-5a)[11-12],其采用液压驱动,髋关节、膝关节和踝关节分别设计有 3 个、1 个和 3 个自由度。伯克利仿生公司在 BLEEX 的基础上开发了第二代外骨骼 "ExoHiker" 和 "ExoClimber"(图 1-5b),于 2008 年推出了 HULC(Human Universal Load Carrier,图 1-5c)。

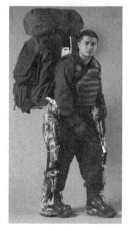
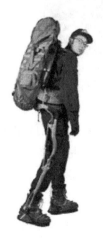
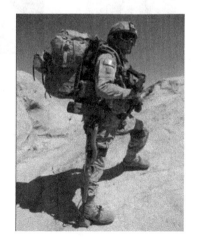

(a) BLEEX   (b) ExoClimber   (c) HULC

图 1-5 加利福尼亚大学伯克利分校及伯克利仿生公司研制的下肢外骨骼系列

2009年，美国佛罗里达州人与机器认知研究院（Florida Institute for Human and Machine Cognition）推出了 IHMC 外骨骼（图1-6），用于帮助下肢残障患者行走[13]。其中，髋关节有3个自由度，膝、踝关节各1个自由度，采用串联弹性驱动器驱动髋关节和膝关节。其于2012年和美国国家航空航天局（NASA）合作研发的 X1 宇航员外骨骼[14]（图1-7），能够视需要选择辅助或抑制宇航员的腿部活动。该外骨骼重25 kg，具有4个主动关节和6个被动关节，可进行侧步、转向、臀部和膝盖旋转等动作，具有较高的灵活性。

哈佛大学开发了软性外骨骼机械服"Soft Exosuit"（图1-8），以增强士兵的肌肉力量和灵活性。该外骨骼采用伺服电机和钢丝绳传动的方式，为外骨骼髋关节和踝关节提供驱动[15]。

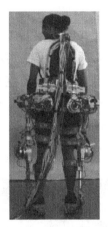 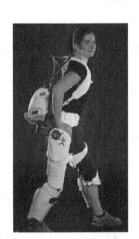 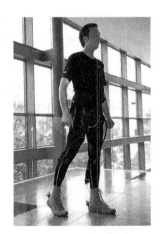

图1-6　IHMC 外骨骼　　　　图1-7　X1 宇航员外骨骼　　　　图1-8　Soft Exosuit 外骨骼

日本在民用型的外骨骼机器人领域研究成果突出，在助老助残外骨骼研究中处于领先地位。其中较为成熟的是日本筑波大学研发的 HAL（Hybrid Assistive Limb）系列外骨骼机器人，从最初的下肢助力扩展到上肢助力[16]，如图1-9所示。日本立命馆大学分别于2011年和2013年研发了气电混合动力外骨骼"XoR-1"和"XoR-2"[17]（图1-10）。2015年，日本松下公司推出了采用轻型碳纤维发动机进行驱动的轻便版下肢外骨骼"Panasonic suit"（图1-11），可提供33磅（1磅≈0.45 kg）的有效负载。

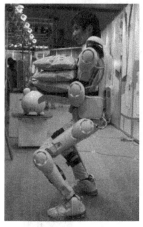
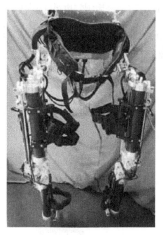
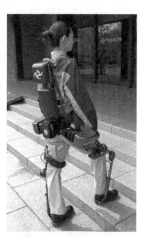

图 1-9 HAL5 　　　图 1-10 XoR-2 　　　图 1-11 Panasonic suit

　　韩国 DSME 公司（Daewoo Shipbuilding & Marine Engineering Co.，Ltd.）在 2014 年研制了下肢外骨骼"DSME wearable robot"（图 1-12），有效负重为 30 kg，用于帮助工人完成重体力工作[18]。法国 RB3D 公司于 2013 年推出的下肢外骨骼"HERCULE V3"（图 1-13）重 30 kg，续航时间为 4 h，能够辅助穿戴者执行上下楼梯、上下斜坡及蹲下起立动作。

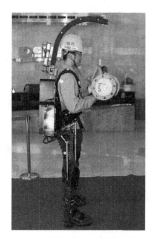
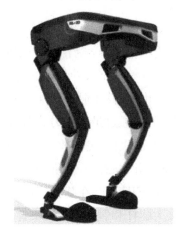

图 1-12 DSME wearable robot 　　　图 1-13 HERCULE V3

　　国外在下肢外骨骼助老助残应用领域的研究，包括早期欧洲的"The Mind Walker Project"研究计划和美国的"The Walk Again Project"研究计划，均有多家大学、研究机构或公司参与。助老助残应用中具有代表性的有美国范德堡大学和派克汉尼汾公司联合研制的 Indego(图 1 - 14)、以色列 ReWalk Robotic 公司研制的 ReWalk(图 1 - 15)、新西兰 RexBionics 公司研制的 Rex (图 1 - 16)等。

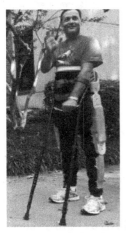 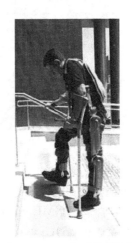 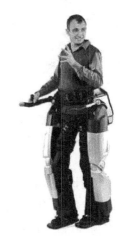

图 1 - 14　美国 Indego　　　图 1 - 15　以色列 ReWalk　　　图 1 - 16　新西兰 Rex

1.1.2　国内研究概况

国内对下肢外骨骼的研究始于 21 世纪初。

2004 年,中国科学院合肥智能机械研究所及中国科学技术大学的余永、葛运建等[19-20]开始了下肢外骨骼的研究。2010 年研制的二代样机(图 1 - 17),单腿共 7 个自由度,其中髋、膝、踝关节分别为 3 个、1 个、3 个自由度。各关节为电动缸驱动,并通过足底压力分布来判断人体的运动意图[21-22]。

2006 年,中国人民解放军海军航空大学[23-25]研制了第一代能量辅助骨骼服 NAEIES,并在 2008 年研制了第二代能量辅助骨骼服 NAEIES - 2(图 1 - 18)。NAEIES - 2 在膝关节处利用钢丝拉索的形式传递动力,同时采用气弹簧连接大腿杆和髋部以提供支撑。

哈尔滨工业大学张志成团队在 2011 年研制的下肢外骨骼[26],每条腿配置有 6 个自由度。在髋、膝关节的屈-伸自由度上,采用盘式电机与谐波减速器组合的方式进行主动助力,如图 1 - 19 所示。该下肢外骨骼在踝关节屈-伸自由度上利用扭弹簧进行储能和释能。

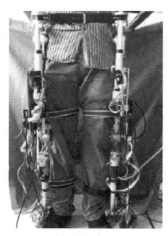

图 1-17 合肥智能机械研究所
研制的外骨骼

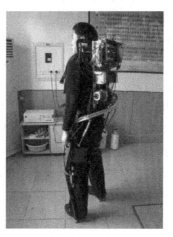

图 1-18 中国人民解放军海军航空
大学 NAEIES-2

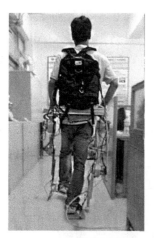

图 1-19 哈尔滨工业大学
下肢外骨骼样机

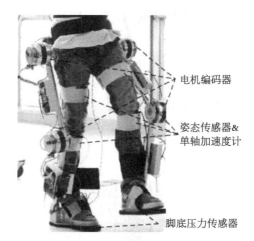

图 1-20 电子科技大学 PMRI
外骨骼样机

电子科技大学的 PRMI 实验室在 2011 年设计了第一代下肢外骨骼样机，如图 1-20 所示。其在 2014 年推出的第二代样机，重 21.5 kg，单腿共有 5 个自由度，髋、膝关节的屈-伸采用电机驱动[27-28]。

浙江大学机械电子控制工程研究所的杨灿军教授团队设计了一套气动下肢外骨骼，包含 8 个自由度，其中髋关节 4 个、膝关节 2 个、踝关节 2 个，并采用模糊神经网络进行控制[29]。上海交通大学研制了一款基于混联机构的下肢外骨骼机器人[30-31]。该机器人无膝关节,安装储能弹簧降低关节阻力,且具有自适应调节功能,可以自动匹配不同身高的穿戴者。华中科技大学 Kok-Meng Lee 等于 2015 年研制的纯被动下肢外骨骼 LEE[32](lower extremity exoskeleton),主要用于膝关节助力。

华东理工大学的曹恒教授课题组在 2008 年研制了第一代液压驱动下肢外骨骼 ELEbot 之后,又于 2011 年推出了第二代样机 ELEbot-2[33-34]。ELEbot-2 腰部设置有 3 个自由度。该下肢外骨骼髋关节采用球轴承实现了 3 个自由度运动,膝关节 1 个自由度,踝关节采用平面球轴承实现了 2 个自由度运动。其中,膝关节采用液压驱动,髋关节采用气弹簧进行储能和释能。

国内其他研究机构及公司也进行了相关研究,包括中国兵器工业集团有限公司 202 所、哈尔滨龙海特机器人科技有限公司[35-36]等。中国兵器工业集团有限公司 202 所于 2015 年推出了单兵下肢外骨骼系统。该外骨骼设备可以在额定负重 35 kg 的条件下,以 4.5 km/h 的步速在平地上连续行走 20 km。

近年来,国内其他专注于下肢外骨骼的科技公司也相继公布了自己最新的研究成果。2017 年,大艾机器人展出了一款下肢外骨骼机器人 Ailegs 艾动(图 1-21a),主要用于下肢康复训练。2019 年 1 月,傅利叶智能推出了改进版的下肢外骨骼产品 Fourier X1(图 1-21b),用于家庭助行和医疗康复。该外骨骼采用了力反馈技术,同时具备力矩安全保护、模块化电池管理及多种运动模式切换等功能。深圳迈步机器人发布的 BEAR H1 康复外骨骼(图 1-21c),

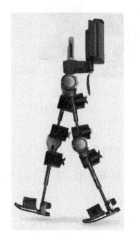

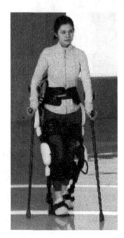

(a) Ailegs 艾动　　　　　　　　　(b) Fourier X1

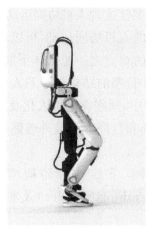

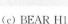

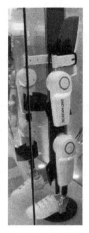

(c) BEAR H1　　　　　　　　(d) 尖叫 1 号

图 1 - 21　科技公司下肢外骨骼产品

使用了柔性驱动技术,提高了用户使用的安全性和舒适性。尖叫科技公司发布的"尖叫 1 号"下肢外骨骼(图 1 - 21d),同样面向医疗康复和日常助行,其在人机交互信息处理上融入了人工智能算法。

1.2　下肢外骨骼人机协同运动的关键问题

1.2.1　人体下肢行走机理分析

借助解剖学领域的知识,可以方便地对人体下肢行走机理进行分析,并得到下肢各关节的运动特性[37]。人体下肢行走机理分析,为下肢外骨骼的关节自由度配置、关节运动角度和力矩范围的设计,以及主动驱动关节的选择奠定了基础。人体下肢运动模式多样,关节与肌肉的耦合结构极为复杂,无法用常规的结构模型来描述[38-39]。因此,人体下肢行走机理分析时需要对下肢生理结构做适当的简化,以便设计简捷的机械结构形式来实现所需的绝大部分功能。

1.2.2　下肢外骨骼仿生学构型设计

设计合理的下肢外骨骼构型是实现人机协同运动的重要基础。基于"拟人化"的基本设想,外骨骼一般设计成与人体骨骼基本相同的拓扑结构[40],以保证与穿戴者相似的运动空间及自由度,易于实现人机协同运动[41]。

为了实现穿戴者与下肢外骨骼之间的人机协同运动,可以借助仿生学的知识对外骨骼进行构型设计。目前研究的难点之一是人体下肢的多关节、多杆件及其带来的冗余自由度,使得下肢外骨骼的结构设计和人机协同控制的难度大大增加。因此,在外骨骼构型设计中,须在完全拟人化及准拟人化的问题上达到平衡。在实现人机运动协同的同时,降低下肢外骨骼设计与控制的复杂性。

根据关节自由度配置形式的不同,下肢外骨骼构型分为仿人型(anthropomorphic)、半仿人型(pseudo anthropomorphic)及非仿人型(non-anthropomorphic)[34]。

仿人型结构试图在运动学上精确地匹配穿戴者的各关节运动自由度,以便准确地跟随穿戴者的肢体行动。这种构型方法在工程应用上具有许多优点,具有与穿戴者下肢相似的运动空间,可以排除结构的奇异性[42]。这种构型方法严格要求下肢外骨骼与穿戴者之间的运动匹配,增加了其运动控制及关节结构设计的难度。

半仿人型结构是指外骨骼结构具有与穿戴者各关节运动自由度近似的配置形式。为了避免人机干涉,需要添加冗余的运动自由度或改变运动自由度位置等,典型的如 BLEEX[11]。这种构型方式只考虑下肢外骨骼末端与穿戴者之间的运动匹配,通常仅在足部和躯干等结构末端建立物理交互,其特点是易于实现助力作用。

非仿人型结构的自由度配置与人体关节自由度相差较大,可有效避免人机干涉,较为典型的例子是加利福尼亚大学伯克利分校的 Extender[43]和 Moon Walker[44]外骨骼。这种构型方式需要多自由度设计,避免下肢外骨骼构型超出穿戴者的正常运动范围。

1.2.3　下肢外骨骼系统建模与人机协同

下肢外骨骼需要面对野外、救灾场地等各种复杂的场景,以及平地行走、上下阶梯、跳跃等各种类型的步态。这些复杂、多变的场景和步态,对下肢外骨骼系统的模型建立提出了极高的要求。就简单的平地行走过程而言,下肢一个步态周期内的运动包括单腿支撑、双腿支撑、双腿腾空等多个状态,这就导致一个步态周期内耦合了若干个不同的动力学模型。此外,当前的研究中,对于每一种拓扑结构,均为多自由度的、非线性化的系统。合理地将不同的外骨骼运动构型进行简化,建立能够表征人体下肢运动特点的运动学和动力学模型,可以为下肢外骨骼人机协同运动研究奠定理论基础。西南交通大学将下肢外骨骼在矢状面等效成七连杆结构[45]和五连杆结构[46],并将步态周期分为单腿支撑和双腿支撑,建立了基于拉格朗日法下肢外骨骼单支撑和双支撑状态的动力学模型。

1.2.4　人体下肢步态预测

步态轨迹预测用于预测人体下肢运动,在实现下肢外骨骼人机协同运动中起着重要的作用。步态预测可以解决基于物理型人机交互因延时而带来的运动滞后,以及基于感知型人机交互中的信号易受干扰等问题。步态预测方法主要有以下几类:基于模型和优化的步态预测,该方法需要构建下肢肌肉-骨骼模型,并建立优化目标,如能量消耗、肌肉疲劳和关节峰值负荷等;基于肌电信号、脑电信号等感知信号的步态预测;基于力/力矩、关节角度/速度或足底压力等物理信号的步态预测;基于时间序列的步态预测,如卡尔曼滤波、牛顿预测器等;各类预测方法都需要大量的步态数据用于训练模型。

第2章

下肢外骨骼系统建模与仿真

本章将利用 OpenSim 等软件,对下肢人体模型进行建模与仿真,主要内容如下:

(1) 通过 OpenSim 软件建立人体下肢肌肉-骨骼模型(以下简称"肌骨模型"),并对所建立的人体下肢模型进行步行状态数据采集,得到关节角度函数的运动数据。

(2) 对人体下肢肌骨模型进行运动学与动力学仿真,通过肌肉控制算法处理关节运动数据,得到人体下肢肌肉力、能量消耗等生理学曲线。

(3) 利用三维建模软件,构造外骨骼机器人模型,并验证其设计的合理性。

(4) 对人体下肢肌骨模型与外骨骼机器人进行耦合仿真,通过运动学和动力学求解,判定外骨骼机器人与穿戴者肌骨模型的耦合程度。通过与未穿戴机器人模型的能量消耗对比,验证外骨骼机器人的助力效果。

2.1　OpenSim 建模仿真

OpenSim 是由美国斯坦福大学开发,用于开发、分析和可视化肌肉骨骼系统的一款免费开源软件。它被应用于很多领域,如行走动力学分析、运动表现研究、手术过程仿真、医疗器械设计等。操作者可以通过 OpenSim 建立一个精度较高的肌骨模型,其由多个关节、多块骨骼及简化的肌肉模型连接起来,软件可以模拟肌肉力带动关节进行运动,并通过探针设定,对其运动学及动力学数据进行采集。目前 OpenSim 被用于全球上百个生物力学实验室的运动研究,并拥有一个活跃的开发者社区(OpenSim Community)来不断完善其功能,获取资源十分便利。

2.1.1　人体下肢模型逆向动力学仿真

国内用于人体运动仿真的软件有很多,如 Anybody 等,也都具备一定的逆动力学分析功能,但这些软件都有着一定的缺陷,如肌肉控制不精确、缺少正动力学分析功能、数据的匹配程度低、价钱昂贵等。OpenSim 作为一款可视化肌肉骨骼分析系统的免费开源软件,拥有对肌肉形态参数控制精细、计算速度快、误差小等特点,越来越多地被应用于动作的神经肌肉控制策略研究、神经肌肉性疾病病因分析等方面的研究。因此,我们将主要采用 OpenSim 软件进行动力学求解,充分利用其动力学分析功能。

对于人体在空间的运动数据的采集,可以通过一系列传感器进行追踪,但无法采集各个关节乃至肌肉所施加的力。利用 OpenSim 软件,可进行逆向仿真。但是 OpenSim 软件并不能直接进行逆动力学求解,因此通过拟合实验采集的运动学数据和正动力学仿真,间接实现人体肌肉骨骼逆动力学仿真。OpenSim 的整个模拟过程主要由模型缩放(scaling)、逆向动力学(inverse kinematics, IK)、残差缩减(residual reduction algorithm, RRA)和计算肌肉控制(computed muscle control, CMC)四部分组成。

OpenSim 的逆向动力学仿真是建立在解算核心 Sim-track 和实验采集的运动数据的基础上的。其中,残差缩减算法计算流程如图 2-1 所示,其可有效解决人体肌骨模型在仿真后期会逐渐失去平衡而摔倒的问题。

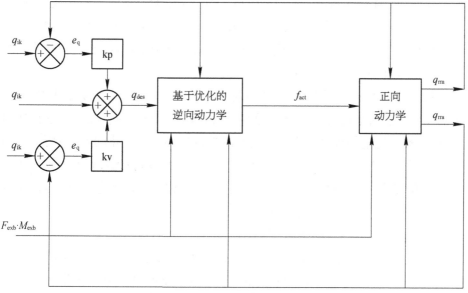

图 2-1　残差缩减算法计算流程

计算肌肉控制算法正解流程如图 2-2 所示,其可以实现通过调整肌肉激活值,控制肌肉力,达到复现实验运动的目的。

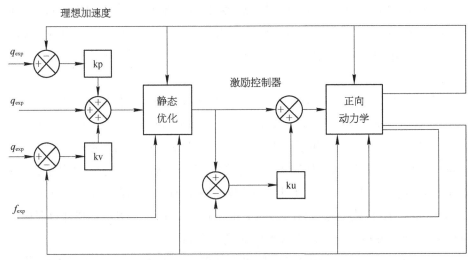

图 2-2   计算肌肉控制算法正解流程

利用 OpenSim 解算动力学数据一般需要经过以下四步。

第 1 步:体征参数标定和模型缩放。对作为实验对象的某一个人的身高、体重、胫骨和股骨等骨骼长度数据,以及肌肉力特征数据建立通用模型,在进行不同体型实验时,可以对通用模型各环节的长度和质量进行缩放,并建立统一有序的局部坐标系,用于描述各关节的变化。

第 2 步:基于运动捕捉数据的逆向动力学拟合。通过三维动作捕捉系统,实验采集实验对象的运动学数据,然后再利用 OpenSim 的有关功能进行逆向运动学分析,通过解决最小化标记误差的带权最小二乘优化问题,遍历动作的每一帧(如 0.01 s 或 0.001 s),然后计算一组关节角度,找到最好的复现待仿真物体。在实验中标定模型关节角度的运动方式,称为逆向动力学(IK),以获得所需的较精确的人体下肢关节转角曲线数据。

第 3 步:基于动作捕捉数据的动力学数据拟合。残差缩减(RRA)是一个正向运动学仿真的形式,它用追踪控制器来追踪逆向运动学产生的模型运动。RRA 作为控制器,在没有肌肉的情况下,模型的骨架能用来生成与地面反作用力一致的质量分布和关节运动。为了模拟行走、跑步等与地面接触并受到地面反作用力的运动,我们需要表示模型如何推动自身相对于地面向前运动。

可把这骨盆与地面间的若干个自由度表示成一个多自由度的关节,每个自由度由自己的扭矩制动器驱动,其中驱动骨盆与地面之间平移自由度的力称为剩余力,通常假设模型(如没有胳膊)、噪声和其他动作捕获的误差会导致动态不一致。通过 RRA 算法来调节关节转角曲线,把外部力(即地面反作用力)与人体惯性参数相结合,把逆向动力学计算得出的数据误差控制到最小,保证模型能够长时间稳定行走。

第 4 步:正向动力学仿真获得消耗与肌肉力。通过 CMC 算法进行追踪规划,通过调整肌肉激活值,使得所控制的关节转角在仿真过程中能够密切配合第 3 步的输出,得到模拟仿真结果。在执行 CMC 算法之前,先计算模型的初始状态,然后采用 CMC 算法规划各条肌肉的输出力进行动力学的正解。

因此,我们可以获得人体下肢动力学中的关节力矩、肌肉力变化曲线、地面接触力曲线和肌体能量消耗曲线等数据。在经过契合度比较后,运用到下一步实验中。

2.1.2　下肢肌肉骨骼的动力学建模与求解

OpenSim 的人体建模理论主要来源于希尔(Hill)方程和肌肉三元素模型。接下来,我们对一些动力学仿真的基本概念、运动学与动力学逆解过程、运动学与动力学正解过程及实验方法进行介绍。

1) 肌肉骨骼运动学建模

人体是一个十分复杂的系统,其运动部分主要由肌肉和骨骼构成,可以假设成一种肌骨模型。该模型将骨骼视作有质量的刚体;肌肉则为一种非线性的柔性体,并分为三种,即骨骼肌、心肌和平滑肌,用作承载或接受刺激兴奋所产生的力,与运动息息相关的便是骨骼肌,也是人们最早开始研究的一种肌肉。

肌肉和肌腱沿着某种路径延伸并包裹住骨骼,包裹表面决定其在骨骼上的路径,在实际操作中,可以用球体、半球体等形状来近似,若干个包裹点会在包裹表面与肌肉路径间产生,通过插值逐渐逼近肌肉的实际路径,如图 2-3 所示。

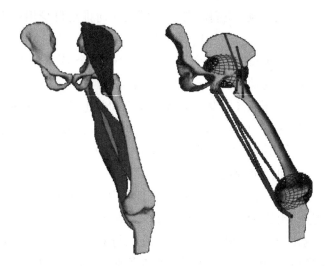

图 2-3　人体下肢肌骨模型及其简化表达

我们在 OpenSim 的源码中,可以定义很多类型,以便操作者实现肌肉骨骼的运动学和动力学建模,并在仿真中对模型弹性单元的长度、张力及应力状态等参数进行采集和编辑,进而模拟得出骨骼所受的弹性力和力矩。

2) 肌肉肌腱模型

由于肌肉的本身属性,其力量的产生是复杂而非线性的。英国学者希尔在进行大量实验后,于 1938 年得出结论:肌肉受到电流刺激时,随着肌肉的力量逐渐增加,肌肉的收缩速度会逐渐减慢;反之,肌肉的收缩速度逐渐加快时,其肌肉的收缩力量会逐渐减小。之后,希尔进一步提出了肌肉收缩力与收缩速度和功率之间的力学模型,即希尔肌肉模型(Hill muscle model),并利用希尔方程建立了兴奋状态肌肉的本构关系,为整个肌肉力学奠定了基础。

为便于研究,一般使用简化的肌骨力学模型来表示。一个人体肌骨力学模型可能通过几十个肌肉肌腱单元来组成,一组肌腱单元和与之串联的肌肉收缩单元表示为一个肌肉肌腱单元。该复合体由三部分组成,即收缩单元(CE)、并联的弹性单元(PE)和串联的弹性单元(SE),如图 2-4 所示,相关的用来描述的参数通常还有最佳肌肉纤维长度、肌腱松弛长度和羽状角等。

通过查阅相关研究,我们可以发现肌肉所产生的力量,主要与三个变量有关,即激活值、肌肉单元的标准化长度和标准化速度。肌肉力与标准化长度和速度间的关系曲线,如图 2-5 所示。

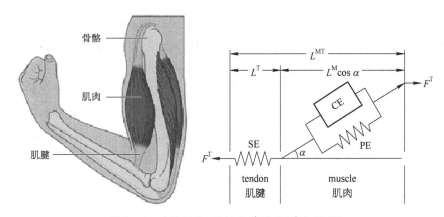

图 2-4　肢体肌肉-肌腱力学模型(希尔模型)

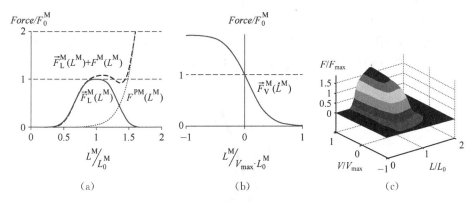

图 2-5　肌肉模型各状态下力量值(A. V. Hill, 1938)(参见彩图附图 1)

其中,激活值表示人体神经系统对目标肌肉纤维群的募集强度;主动长度曲线是记录肌肉力随着肌肉收缩单元 CE 长度的值而变化的曲线,被动长度曲线是记录肌肉力随着肌肉并联弹性单元 PE 长度的值而变化的曲线。肌肉力随标准化长度的值而变化的曲线是主动和被动长度曲线的叠加函数。

图 2-5a 中的绿色曲线,对应的是并联弹性单元 PE;图(a)和图(b)的红色曲线,则对应的是收缩单元 CE;图(c)表示的则是收缩单元 CE 在不同长度和速度状态下可输出的最大力量。实际作用于外界的力量,还需要考虑人体神经系统对目标肌肉纤维群的募集强度,即再乘以激活量,需要涉及一些其他参数,如最大等长收缩力、最佳肌纤维长度及最大收缩速度等。

3) 肌肉肌腱模型的正动力学模型

虽然在实验中很难直接测量肌肉力及肌体能量消耗,但是我们可以根据现有肌肉状态和激活量数值,正向计算肌肉力。建立一个仿真模型,让软件不断调整激活值等参数,逼近运动状态,可以间接得出所需的肌肉力和消耗,这也是 OpenSim 动力学仿真的主要理论基础。肌肉纤维的长度变化将直接影响其力量输出,且在非理想长度下,人体肌肉非常容易疲劳,同时,人体与外骨骼机器人之间的作用力突然增大的话,也有可能导致肌肉痉挛或损伤。因此,需要做相应的仿真实验,以对外骨骼机器人的设计进行人体工效学优化。

4) 体征参数标定和模型缩放

想要实现仿真,就需要首先建立一个用于仿真测试的人体下肢模型。我们选择合适的受试者,测量并记录其身高、体重、骨骼长度等参数,将模型进行简化,以便于在 OpenSim 内进行建模,赋予每个环节相应的属性,如长度、质量、重心等,如图 2-6 所示。其中,m 代表质量,G 表示质心,L 代表各杆长度,L_G 表示关节点到重心在参考坐标系 e_{i1} 上的分量。

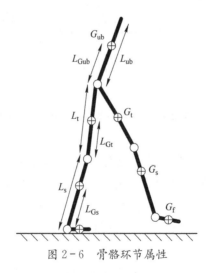

图 2-6　骨骼环节属性

如图 2-7 所示,打开模型 subject01_metabolics.osim,我们可以在展示窗口中看到,这是一个带有代谢值探针/计算器,身高 1.8 m、体重 75 kg、在跑步机上以 1.2 m/s 行走的男性肌骨模型。

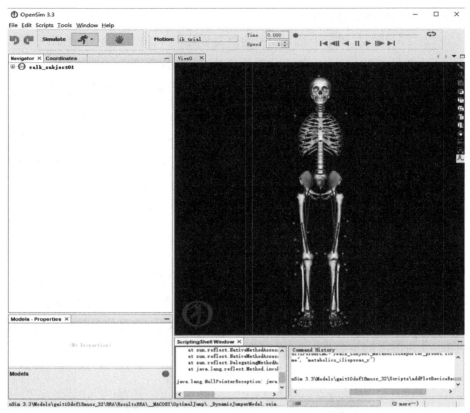

图 2-7　人体下肢肌骨模型及其关节和肌肉参数

5）局部坐标系的建立

不管是运动学模型还是动力学模型，我们都要采集运动数据，定义骨骼各连杆的位姿，需要挑选一种合适的数据和记录方式，现在主要的研究方式是定义各杆的局部坐标，并通过坐标系描述骨骼服各实体的几何关系。各杆的局部坐标系如图 2-8 所示。

参考坐标系（0 号坐标系）在右脚跟着地处定义 e_{01} 与脚面平行，从踝关节指向脚尖 e_{02} 垂直于脚面。除了参考坐标系，其他坐标系均与系统状态有关，定义如下。

（1）1 号坐标：固定于站立腿 1 的膝关节

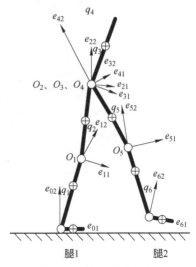

图 2-8　骨骼模型坐标系

1 处，$-e_{22}$ 指向站立脚的踝关节 1。

（2）2 号坐标：固定于站立腿 1 的髋关节处，$-e_{12}$ 指向站立腿的踝关节 1。

（3）3 号坐标：固定于躯干的髋关节处，e_{32} 指向头部。

（4）4 号坐标：固定于摆动腿 2 的髋关节处，$-e_{42}$ 指向摆动腿的膝关节 2。

（5）5 号坐标：固定于摆动腿 2 的膝关节 2 处，$-e_{52}$ 指向摆动腿的踝关节 2。

（6）6 号坐标：固定于摆动腿 2 的踝关节 2 处，$-e_{62}$ 指向摆动腿 2 的脚尖。

O_i 表示各坐标系的原点；e_{ij} 表示在坐标系 i 的单位矢量；q_i 表示各关节角度，逆时针方向为正，其中 q_1 为腿 1 踝关节的弯曲角，q_2 为腿 1 膝关节的弯曲角，q_3 为腿 1 大腿髋关节的伸展角，q_4 为腿 2 大腿髋关节的弯曲角，q_5 为腿 2 膝关节的弯曲角，q_6 为腿 2 踝关节的弯曲角。

6）运动学数据的实验采集

完成坐标定义，我们就可以在受试者身上需要测量的节点，如本次实验中三个重要的关节——髋关节、膝关节及踝关节等地方，贴上红外线发射器，如图 2-9 所示。三维动作捕捉系统设有一红外接收器，通过信号接收进行数据采集，获得所需的步态数据。

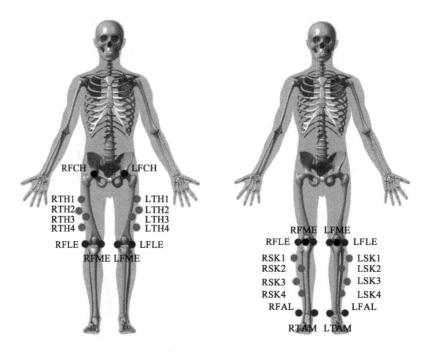

图 2-9　测试标记点

将收集到的数据进行滤波与优化，并通过编程转换为 OpenSim 可以读取的格式。以软件自带的文件 subject_adjusted_Kinematics_q. sto 为例，使用记事本打开，可以看到其内容，如图 2－10 所示。

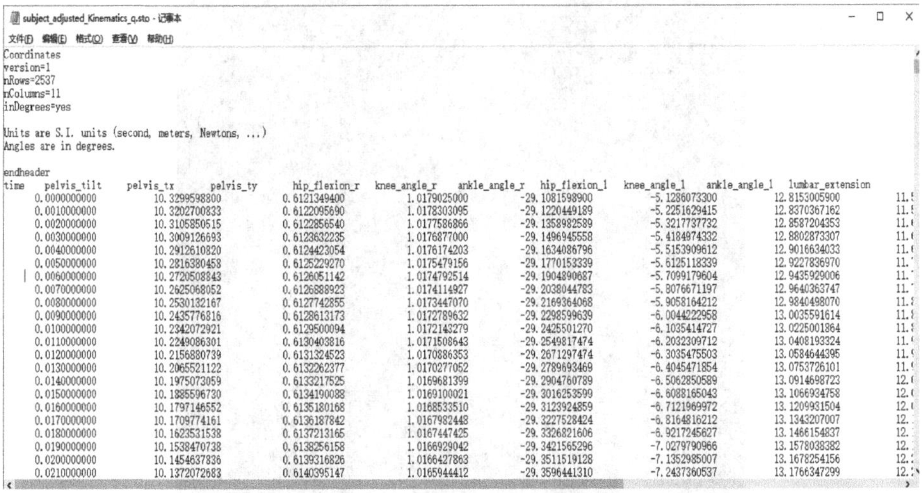

```
subject_adjusted_Kinematics_q.sto - 记事本
文件(F) 编辑(E) 格式(O) 查看(V) 帮助(H)
Coordinates
version=1
nRows=2537
nColumns=11
inDegrees=yes

Units are S.I. units (second, meters, Newtons, ...)
Angles are in degrees.

endheader
time	pelvis_tilt	pelvis_tx	pelvis_ty	hip_flexion_r	knee_angle_r	ankle_angle_r	hip_flexion_l	knee_angle_l	ankle_angle_l	lumbar_extension
	0.0000000000	10.3299598800	0.6121349400	1.0179025000	-29.1081598900	-5.1286073300	12.8153005900	11.
	0.0010000000	10.3202700833	0.6122095690	1.0178303095	-29.1220449189	-5.2251629415	12.8370367162	11.
	0.0020000000	10.3105850515	0.6122856540	1.0177586866	-29.1358982589	-5.3217737732	12.8587204353	11.
	0.0030000000	10.3009126693	0.6123632235	1.0176877000	-29.1496945558	-5.4184974332	12.8802873307	11.
	0.0040000000	10.2912610820	0.6124423054	1.0176174203	-29.1634086796	-5.5153909612	12.9016634033	11.
	0.0050000000	10.2816380458	0.6125229270	1.0175479156	-29.1770153339	-5.6125118339	12.9227836970	11.
	0.0060000000	10.2720508843	0.6126051142	1.0174792514	-29.1904890687	-5.7099179604	12.9435929006	11.
	0.0070000000	10.2625068052	0.6126888923	1.0174114927	-29.2038044783	-5.8076671197	12.9640363747	11.
	0.0080000000	10.2530132167	0.6127742855	1.0173447070	-29.2169364068	-5.9058164212	12.9840498070	11.
	0.0090000000	10.2435776816	0.6128613173	1.0172789632	-29.2298599639	-6.0044222958	13.0035591614	11.
	0.0100000000	10.2342072921	0.6129500094	1.0172143279	-29.2425501270	-6.1035414727	13.0225001864	11.
	0.0110000000	10.2249086301	0.6130403816	1.0171508643	-29.2549817474	-6.2032309712	13.0408193324	11.
	0.0120000000	10.2156880739	0.6131324523	1.0170886353	-29.2671297474	-6.3035475503	13.0584644395	11.
	0.0130000000	10.2065521122	0.6132262377	1.0170277052	-29.2789693469	-6.4045471854	13.0753726101	11.
	0.0140000000	10.1975073059	0.6133217525	1.0169681399	-29.2904760789	-6.5062850589	13.0914698723	12.
	0.0150000000	10.1885596730	0.6134190088	1.0169100021	-29.3016253599	-6.6088165043	13.1066934758	12.
	0.0160000000	10.1797146552	0.6135180168	1.0168533510	-29.3123924859	-6.7121969972	13.1209931504	12.
	0.0170000000	10.1709774161	0.6136187842	1.0167982448	-29.3227528424	-6.8164816212	13.1343207007	12.
	0.0180000000	10.1623531538	0.6137213165	1.0167447425	-29.3326821606	-6.9217245627	13.1466154837	12.
	0.0190000000	10.1538470738	0.6138256158	1.0166929042	-29.3421565296	-7.0279790966	13.1578038382	12.
	0.0200000000	10.1454637836	0.6139316826	1.0166427863	-29.3511519128	-7.1352985007	13.1678254156	12.
	0.0210000000	10.1372072683	0.6140395147	1.0165944412	-29.3596441310	-7.2437360537	13.1766347299	12.
```

图 2－10　动作文件部分内容

美国斯坦福大学的生物力学实验室已经采用了以上方法，即人体关键部位标定法，对一些常见的步态进行了数据采集、优化及格式的转化，其他实验者可以直接前往其官网进行下载、使用；另外它还可以设置带有代谢值探针/计算器等采集设备。

7）模型仿真验证

我们先对软件自带的实验数据和仿真运动学数据进行对比，以验证建模的合理性。打开 OpenSim，点击 File/Open Model，选择 subject01_metabolics. osim 文件，双击载入后，便可在展示窗口中看到一个身高 1.8 m、体重 75 kg、在跑步机上以 1.2 m/s 行走的男性肌骨模型。该人体模型具有 10 个自由度、18 块肌肉。之后，需要在原先的模型上加载运动学文件。点击 File/Load Motion，选择 gait10dof18musc_32 下的\RRA\ResultsRRA 的 subject_adjusted_Kinematics_q. sto 文件，双击加载后，便可以在展示窗口通过时间控制条，模拟人体行走，如图 2－11 所示。

然后，我们利用 CMC，生成一个肌肉驱动下的运动模拟。在菜单栏选择 Tools/Computed Muscle Control，点击 Load，选择 CMC\walk_Setup_CMC. xml，加载预设的配置文件，可以看到一些原先空缺的栏目已被填充，如图 2－12 所示。

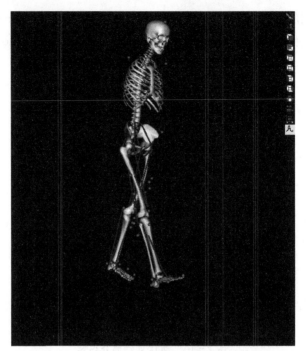

图 2-11　行走中的人体下肢肌骨模型和控制条

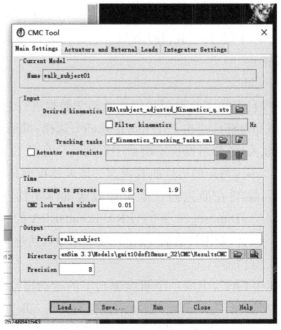

图 2-12　CMC 设置面板

其中,Desired kinematics 是 CMC 复现出的运动轨迹;Tracking tasks 是复现任务中要追踪的运动坐标;Time range to process 则是设置的一个步态周期。

点击 Run,等待计算机运算,结果 walk_subject_Kinematics_q. sto 文件将被保存在目标文件夹 CMC\ResultsCMC 下。运行完成得到仿真结果后,我们需要评估通过 CMC 复现出的步态数据的结果,是否能很好复现输入的运动轨迹。选择 Tools/Plot 打开软件自带的画图工具。先设置纵坐标,在 Y-Quantity 中选择 Load file,再选择文件 CMC\ResultsCMC\walk_subject_Kinematics_q. sto,弹出点选框。在其中勾选需要的信息,勾选盆骨的倾斜角度 pelvis_tilt、髋关节的屈伸角度 hip_flexion_r、膝关节的弯曲角度 knee_angle_r 及踝关节的弯曲角度 ankle_angle_r,点击 OK;然后设置横坐标在 X-Quantity 中选择 time,然后点击 Add,将 CMC 所计算的各关节角度随时间变化的函数曲线显示出来,如图 2-13 所示。

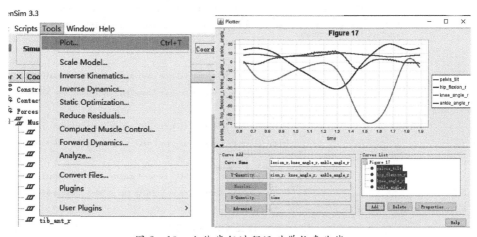

图 2-13　人体步行过程运动学仿真曲线

接着,我们再调用软件自带的实验采集数据。在 Y-Quantity 中选择 RRA\ResultsRRA\subject_adjusted_Kinematics_q. sto 文件,弹出点选框,同样选择 pelvis_tilt, hip_flexion_r, knee_angle_r 及 ankle_angle_r,点击 OK。

然后,设置横坐标。在 X-Quantity 中选择 time,点击 Add,在原图上添加作为跟踪对象的下肢各关节角度随时间变化的曲线,可以局部放大来观察两组曲线的匹配情况,带波动的为未经滤波的 CMC 仿真数据,如图 2-13 所示。

结果显示，除了仿真过程中的频率造成的波动，CMC 算法所模拟的步态信息精度较高，可以作为动力学分析的基础。

8）运动捕捉数据的逆向运动学拟合

逆向运动学仿真算法，主要就是根据已有的实验数据，拟合标识物在所选模型上的定位，通过浮现运动过程，来生成关节转角曲线。在 OpenSim 软件的主界面，选择 Tools/Inverse Kinematics 逆向运动学功能，添加标定的人体关键部位的位置数据文件 RRA/walk_setup_IK. xml，其中包含了所需标识物的运动轨迹，保存目标，输入数据等设定，如图 2 - 14 所示。

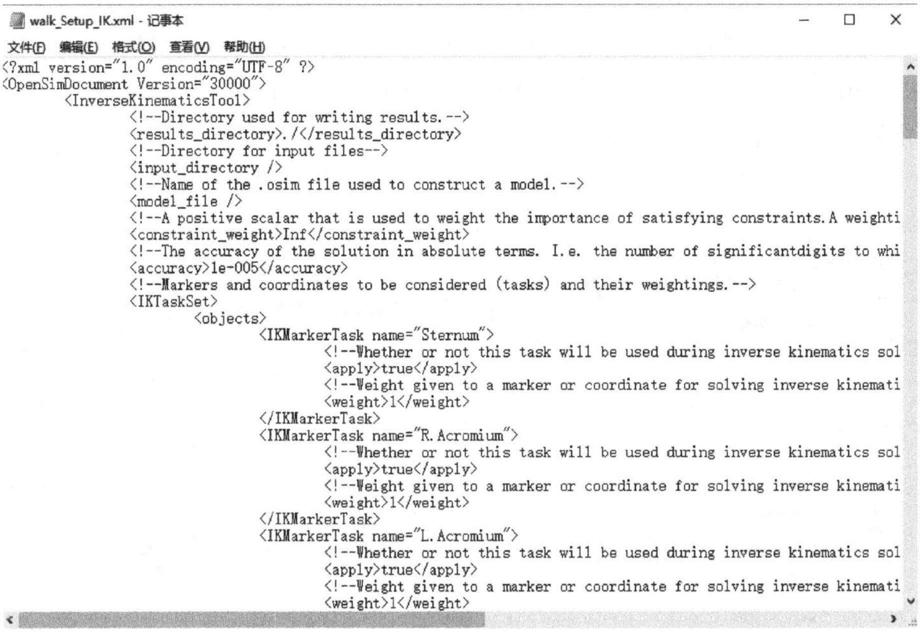

```
walk_Setup_IK.xml - 记事本
文件(F) 编辑(E) 格式(O) 查看(V) 帮助(H)
<?xml version="1.0" encoding="UTF-8" ?>
<OpenSimDocument Version="30000">
	<InverseKinematicsTool>
		<!--Directory used for writing results.-->
		<results_directory>./</results_directory>
		<!--Directory for input files-->
		<input_directory />
		<!--Name of the .osim file used to construct a model.-->
		<model_file />
		<!--A positive scalar that is used to weight the importance of satisfying constraints.A weighti
		<constraint_weight>Inf</constraint_weight>
		<!--The accuracy of the solution in absolute terms. I.e. the number of significantdigits to whi
		<accuracy>1e-005</accuracy>
		<!--Markers and coordinates to be considered (tasks) and their weightings.-->
		<IKTaskSet>
			<objects>
				<IKMarkerTask name="Sternum">
					<!--Whether or not this task will be used during inverse kinematics sol
					<apply>true</apply>
					<!--Weight given to a marker or coordinate for solving inverse kinemati
					<weight>1</weight>
				</IKMarkerTask>
				<IKMarkerTask name="R.Acromium">
					<!--Whether or not this task will be used during inverse kinematics sol
					<apply>true</apply>
					<!--Weight given to a marker or coordinate for solving inverse kinemati
					<weight>1</weight>
				</IKMarkerTask>
				<IKMarkerTask name="L.Acromium">
					<!--Whether or not this task will be used during inverse kinematics sol
					<apply>true</apply>
					<!--Weight given to a marker or coordinate for solving inverse kinemati
					<weight>1</weight>
```


图 2 - 14　设置文件部分内容

加载后如图 2 - 15 所示，仿真标记数据、输出文件及周期都已设定好后，点击 Run 开始进行逆向运动学仿真。分析完成后，软件会在目标文件夹下产生结果文件，该文件内包含设定周期内下肢髋关节、膝关节和踝关节等多个关节的运动，即关节弯曲角随时间变化的数据，名为 subject01_walk_IK. mot。我们可以使用 OpenSim 自带的作图软件查看所获得的数据，在 OpenSim 主界面选择 Tools/Plot，设置 Y-Quantity，加载 subject01_walk_IK. mot 仿真结果文

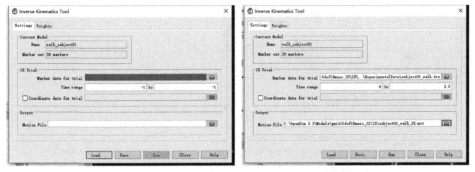

图 2-15　逆向运动学仿真设置

件。勾选所需要关节,设置横坐标 X-Quantity 为 time,点击 Add 生成相应曲线,如图 2-16 所示。

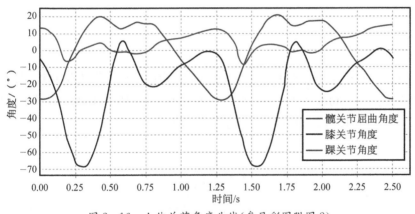

图 2-16　人体关节角度曲线(参见彩图附图 2)

9) 人体下肢的逆向动力学仿真

在实验中得到运动学数据后,我们将通过不断调整关节力矩,模拟人体运动姿态,来获得各关节力矩的函数,即所谓逆向动力学仿真。逆向动力学仿真结果可与外骨骼机器人仿真结果做对比,以判断是否会因为过快的肌肉力变化,而导致穿戴者的不适,以及通过正向动力学,获得地面反馈力、肌肉力和能量消耗,并以外骨骼机器人能否达到省力的作用为目标。

　　回到 OpenSim,在菜单栏"Tools"的下拉菜单内选择 Inverse Dynamics,即逆向动力学功能,添加已得到的关节角数据、周期长度及输出位置等,设置文件 walk_Setup_ID.xml,如图 2-17 所示。

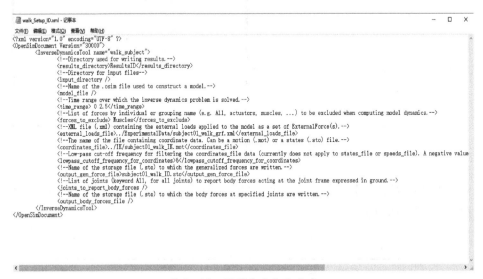

图 2-17　设置文件部分内容

　　加载后如图 2-18 所示,subject01_walk_IK.mot 将作为仿真标记的输入数据,输出结果 subject01_walk_ID.sto 将被保存在 ResultsID 中,采集周期为 0~2.5 s,点击 Run 开始进行逆向动力学仿真。

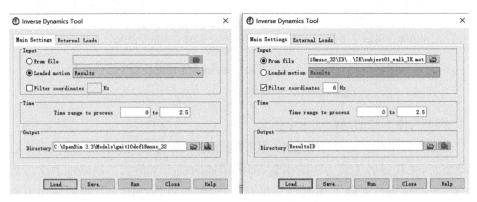

图 2-18　逆向动力学仿真设置

　　仿真结束后，我们便可以在文件夹 ResultsID 下找到仿真结果文件 subject01_walk_ID. sto。其中包括了所设置的人体下肢模型在跟踪输入步态时，各关节的动力关节力矩数据。之后，我们再次选择 Tools/Plot，设置 Y-Quantity，加载 subject01_walk_ID. sto 仿真结果文件。勾选所需要的关节数据，在 X-Quantity 设置横坐标为 time，点击 Add 生成相应曲线，分别如图 2 - 19、图 2 - 20 所示。

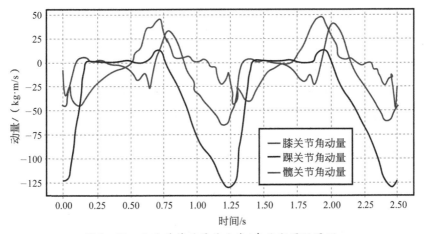

图 2 - 19　人体关节动量值曲线(参见彩图附图 3)

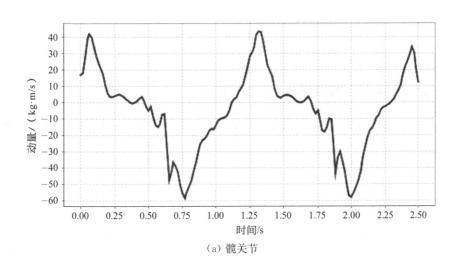

(a) 髋关节

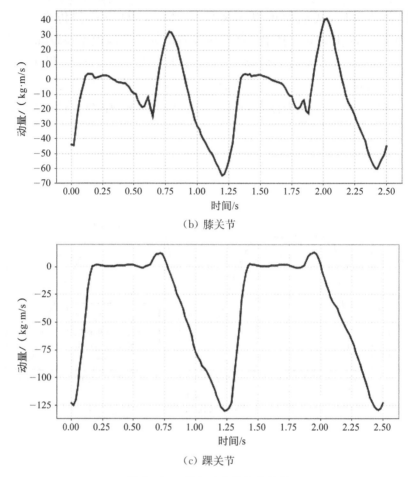

（b）膝关节

（c）踝关节

图 2-20　逆向动力学仿真结果

2.1.3　人体下肢模型动力学正解仿真

完成各关节的动力学仿真后，我们可进行正解过程，得到肌肉力及肌肉能量消耗等数据。

1）人体下肢的正动力学仿真过程

回到软件主界面，选择在 Tools/Forward Dynamics，添加 CMC 算法文件 subject01_walk_CMC. xml。内部包含的文件有 subject01_Actuators. xml、subject01_grf. xml、subject01_grf. sto、walk_subject_Kinematics_q. sto、subject01_Tasks. xml 等，如图 2-21 所示。点击 Run 即可开始仿真，等待仿真结束。

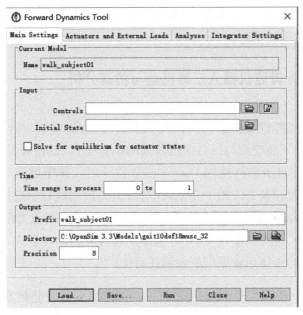

图 2-21　正动力仿真设置

2) 人体下肢的正动力学仿真结果

仿真结束，软件在目标文件夹 ResultsCMC 产生结果文件，包含所需的数据。如 walk_subject_Actuation_force. sto 文件包含了人体下肢肌肉的肌肉力，subject01_walk_grf. mo 文件包含了地面对足部的反作用力，walk_subject_MetabolicsReporter_probes. sto 文件包含了行走中人体模型能量消耗的曲线，如图 2-22 所示。结果显示了人体在 0.8～1.9 s 内行走运动时腘绳肌(大腿后

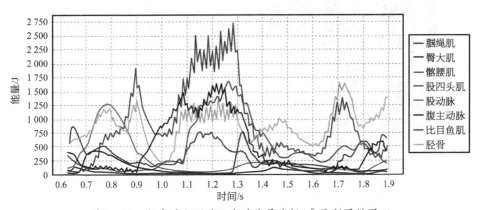

图 2-22　行走过程下肢肌肉的能量消耗(参见彩图附图 4)

侧一系列肌群的统称）、臀大肌、髂腰肌、股四头肌、股动脉、腹主动脉、比目鱼肌、胫骨的能量消耗情况。

2.2　外骨骼机器人三维造型与仿真分析

在设计完成外骨骼机器人的整机三维造型后，需要选定合适的耦合控制方法，进行人体下肢模型与外骨骼机器人的耦合仿真，以检验其在助力效能上的表现。2.1 节对于如何使用 OpenSim 软件针对人体下肢进行逆向动力学、正向动力学的流程及方法做了介绍，并对得到的数据进行了绘图与分析，得到了在未穿戴外骨骼机器人的情况下人体下肢的运动学与动力学参数。2.2 节对外骨骼机器人进行三维建模，并对人体下肢与外骨骼机器人进行耦合仿真，得到穿戴前后的人体肌骨模型能量消耗对比。

2.2.1　外骨骼机器人的造型方案

现实中的外骨骼机器人，其结构较为复杂，涉及能源装置、负载分配及辅助行走装置等，通过 OpenSim 仿真可以验证行走步态下的机器人与人体下肢在运动学上的耦合默契程度，以及在动力学上的节能效率，因此可以构造相对简单的外骨骼模型。

我们已知实验模型的身高、体重、小腿（即胫骨长度）、大腿（即股骨长度），根据这些信息，在三维 CAD 系统软件 CATIA V5R20 中构造该外骨骼模型。该模型共由 1 个背部组件、2 个腰部延展腰带组件、8 个电机关节组件、4 组可伸缩式腿部连杆组件（作为大小腿杆件）、2 个踏板组件组成，关节处有旋转电机，组装完成后的总示意图如图 2-23 所示。

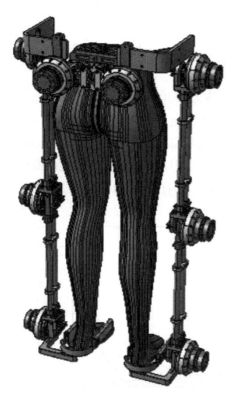

图 2-23　外骨骼机器人穿戴示意图
（参见彩图附图 5）

2.2.2　外骨骼机器人的各部件参数

根据实验需要,通过三维造型软件,绘制了外骨骼机器人模型,其由若干部件组建而成,可以完成基本的需求。接下来将对其各部件的信息及绘制方法做详细介绍,具体如下。

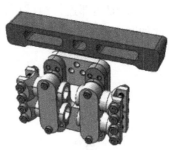

图 2 - 24　背部组件

1) 背部组件

背部组件主要用作穿戴者的背部支撑及主要的负载位置,背板需要连接旁侧用于延展至双腿组件的连杆,连杆通过法兰固定在背板上,如图 2 - 24 所示。

2) 腰部延展腰带

作为背部组件与腿部杆件的连接,腰部延展腰带是穿戴者的腰部支撑,其将把负载的重量传递给下肢触地的杆件,起到承上启下的作用,其牢固度和韧性十分重要,而且其内侧直接与人体接触,故而在实际制造时,应注意其内衬的柔软性;前方应设置防护腰带进行防脱落设计,但由于不影响理论研究,故在此处省略。

延展腰带主体由 90°弯折的拉伸体和用于连接关节电机输出轴的法兰构成,腰带在髋部左右跨度距离为 450 mm,法兰的电机输出轴间距为 280 mm,如图 2 - 25 所示。

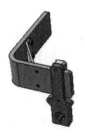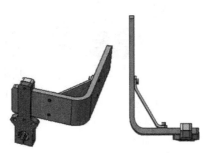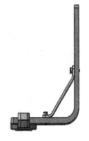

图 2 - 25　腰部延展腰带

3) 腿部可伸缩式连杆

作为主要的负载运动件之一,腿部可伸缩式连杆置于左右大腿的外侧,与人体的股骨同步运动,是重要的力量传动部件。同时,因穿戴者生理构造不同而需要不同长度的腿部连杆,本设计中的腿部连杆为可伸缩式。每一个腿部连杆都由两组平行的大小圆杆连接构成,大圆杆的长度为 220 mm、小圆杆的长度为 100 mm,小圆杆藏于大圆杆的部分最小长度为 20 mm、最大长度为 80 mm,即腿部连杆组件可以伸缩的范围为 260~380 mm。左右大腿的腿部组件如图 2-26 所示,小腿的腿部组件与大腿组件相同。

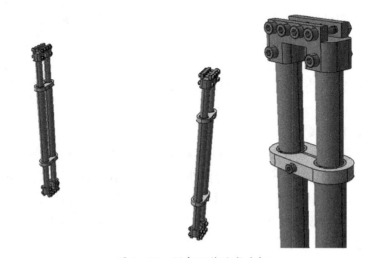

图 2-26　腿部可伸缩式连杆

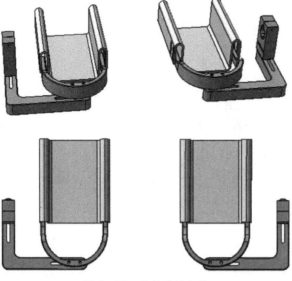

图 2-27　足部踏板组件

4) 足部踏板组件

作为穿戴者的足部支撑,足部踏板组件给穿戴者提供更为舒适的向上支撑力,实际制作中,其形式应更多地贴合足部形状。足部踏板组件主要由 1 个足底承托壳体、1 套连接件及 1 个与踝关节电机轴相连的连杆组成,足底承托壳体的宽度为 165 mm,如图 2-27所示。

5) 关节电机组件

关节电机组件作为主要的动力
输入组件,包括动力电机、输出轴及
固定的零件。电机采用盘式直流无
刷电机,其最大直径为 110 mm。关
节电机组件如图 2-28 所示。

6) 外骨骼机器人模型整机装配

将外骨骼机器人各部分组件进
行装配,即可得外骨骼机器人的整机
模型(忽略电源、负载悬吊支持、跑台
等),如图 2-29 所示,该模型将用于
接下来介绍的运动学仿真及人机耦
合仿真。

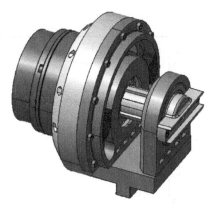

图 2-28　关节电机组件

2.2.3 外骨骼机器人运动学仿真验证

利用 RecurDyn 软件进行外骨
骼模型的基本仿真,流程如下:

(1) 用三维建模软件 Solidworks
构建外骨骼机器人模型,另存为.x_t
格式。

(2) 点击 File/Import,导入模型。

(3) 采取预编程控制方法控制
外骨骼机器人,设置主要输出关节为
踝关节与膝关节,添加所需的关节
约束。

(4) 回到主界面,点击 database/
joints,选择踝关节定义 motion,并添
加所需驱动数据。

(5) 点击 Analysis/Dynamic/
Kinematic,定义仿真时间,即可点击
Simulate 进行仿真,如图 2-30 所示。

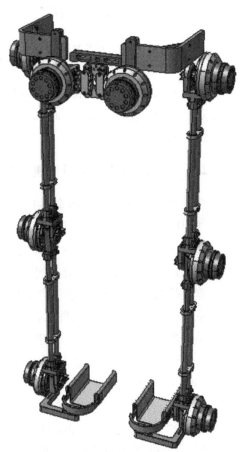

图 2-29　总组装图(参见彩图附图 6)

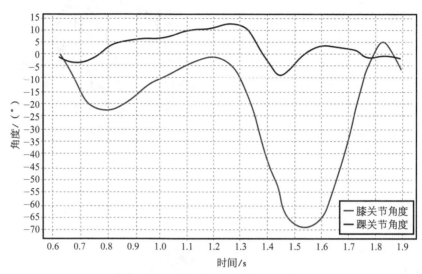

图 2-30　外骨骼机器人关节运动仿真曲线(参见彩图附图 7)

外骨骼机器人的运动仿真结果,与我们对人体模型所进行的运动仿真结果在运动趋势上基本一致,因此我们所设计的外骨骼机器人在结构上较为贴近人体下肢结构。

2.2.4　人体下肢与外骨骼机器人耦合方式

在 2.1 节通过 OpenSim 软件进行的人体模型仿真中,我们主要使用了几种文件,其中.sto 和 .mot 为计算肌肉仿真结果文件,其记录了关节角度、肌肉力、动量、速度等数据;.xml 为设置文件,包含需要调用的步态位置、仿真时间和输出位置、后续操作等数据,用于在仿真中的控制设定。

重要的是. osim 文件,它包含了模型信息、调用模型、测试探针和连接约束关系等,并且 OpenSim 软件只接受这种格式的模型文件,而之前所建立的外骨骼机器人模型属于 .sldprt 格式文件,其无法另存为 .osim 文件。于是,我们采用 gear 模块打开所用的模型文件 subject01_metabolics. osim,如图 2-31 所示,观察其内部的代码,其中 body set/object 条目下即为实验所用人体模型信息,可以看到其中有地面、胫骨、股骨等,并包含每部分如质量、惯量、位置、约束等信息。Visible Object 模块需要调用图形文件的位置信息,格式类似于 .xml 文档,我们可以通过编辑代码,在 Objects 对象上添加一个或几个新的实体,代表外骨骼机器人的各部分,通过增加约束、调整重量等方

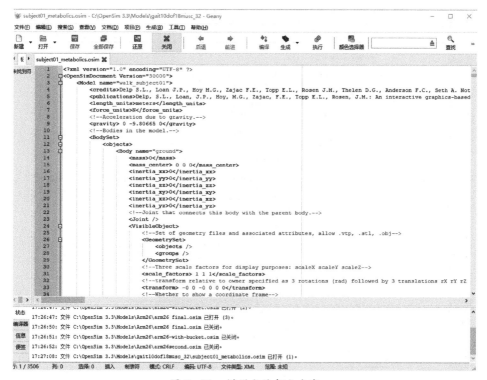

图 2-31 模型文件部分内容

式,模拟人体下肢穿戴外骨骼时的状态,从而进行人体下肢与机器人的耦合仿真。

将原文件重命名为 subject01_metabolics_with_Exoskeleton. osim。再用 XML 编辑器 gear 打开,进行代码修改。添加实体 body name lower,设置质量 3.5,添加各个方位轴上的惯性矩来表示形状和力学性能,再设置关节约束信息,如图 2-32 所示。

其中,location_in_parent 和 orientation_in_parent 定义了连接点在母体上的位置,location 和 orientation 定义了连接点在子体上的位置。在人体下肢机器人耦合模型中添加力的约束。定义:腓肠肌和比目鱼肌 MSt→Heel Strike (Function time);臀大肌 Heel Strike→MSt;臀中肌和臀小肌 Heel Strike→TOf;腘绳肌 MSw→Heel Strike;髂腰肌和内收肌 TOf→MSw;股四头肌 Heel Strike→MSt 和 TOf→MSw;胫骨前肌和腓骨肌群 Heel Strike→FLn 和 TOf→

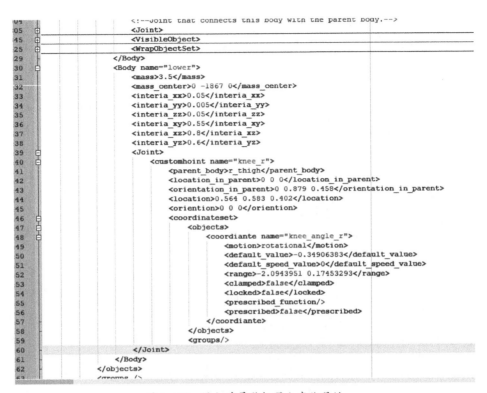

图 2-32　添加外骨骼机器人实体属性

Heel Strike。

　　1) 添加扭矩弹簧

　　小腿肌肉在行走步态中用力最多,通过对踝关节进行助力,可以减少整个行走过程的能量消耗。利用 OpenSim 的 Coordinate Limit Force 功能来模拟类似功能,设定在踝关节转动超过一定角度时的阻尼作用。在模型展示窗口下方的 Scripting Shell Window 命令行中输入语句,添加约束力到模型中,如图 2-33 所示。

　　2) 编辑弹簧力学性能

　　导入新模型后,在导航栏找到添加进来的扭簧。

　　按下 Navigator/walk_subject01_ankle_spring/Forces/Other Forces,选择AnkleLimitSpringDamper,然后修改里面的属性值,弹簧参数设置界面如图2-34 所示。

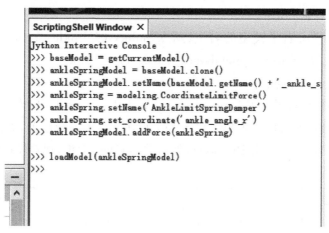

图 2-33　添加关节约束力模型

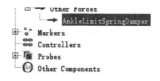

图 2-34　弹簧参数设置

其中,属性定义分别为:upper_stiffness＝10.0,踝背屈时弹簧的强度; upper_limit＝5.0,踝背屈超过 5°时弹簧开始受力;lower_stiffness＝1.0,跖屈时弹簧的强度;lower_limit＝－90.0,踝跖屈超过 90°时弹簧开始受力;

damping=0.01,阻尼系数;transition=2.0,当踝关节转角超过预设值2°后,弹簧强度从 0 升到固定值。

在导航栏中右击模型的名字(walk_subject01_ankle_spring),选择 Save As...,命名为 subject01_metabolics_exoskeleton. osim。

3) 耦合仿真的执行

在当前模型(subject01_metabolics_exoskeleton. osim)下操作,打开 CMC 工具并加载设置文件 CMC\walk_Setup_CMC. xml 进行设置,如图 2-35 所示。其他设置不变,点击 Run 运行,然后关闭 CMC 面板,观看模拟结果。

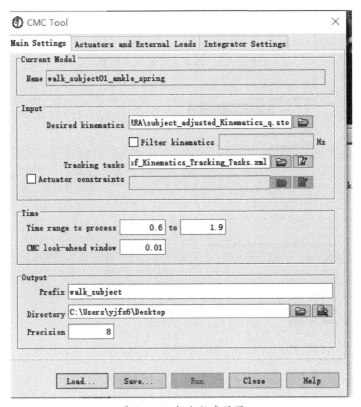

图 2-35　耦合仿真设置

在结果目录下可以找到若干结果文件:

walk_subject_Actuation_force. sto 记录模型肌肉力随时间变化的值;

walk_subject_Kinematics_q. sto 记录模型髋关节、膝关节及踝关节随时间变化的函数值;

walk_subject_MetabolicsReporter_probes.sto 记录模型能量消耗的函数。

这些数据都可以通过 OpenSim 打开,便于我们和未穿戴助力机器人的下肢肌骨模型仿真结果进行比较和分析。

2.2.5　人机耦合模型仿真结果

我们分别在穿戴和不穿戴助力机器人的条件下进行仿真对比,分析下肢外骨骼机器人对人体步行过程中代谢值的影响,并通过穿戴外骨骼前后的动力学及运动学相关数据,对所得穿戴前后的运动学及动力学数据进行比较分析,以验证其配合默契程度及节能效果。

1) 数据分析

利用 OpenSim 的作图功能打开仿真所得到的结果文件,设置横纵坐标,绘制出动力学曲线即肌肉力曲线,运动学曲线即各关节角度的曲线。通过代谢值计算可以得到腘绳肌、股二头肌、臀大肌、髂腰肌、股四头肌、股动脉、腹主动脉、比目鱼肌、胫骨的能量消耗曲线,如图 2-36 所示。

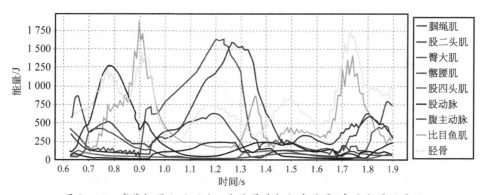

图 2-36　穿戴机器人后下肢肌肉能量消耗仿真结果(参见彩图附图 8)

通过观察肌肉力,可以分析肢体发力情况,如以比目鱼肌(soleus)为代表的小腿肌肉群,输出的力较大,说明在行走步态时,小腿发力较多(图 2-37)。消耗数据则可以更为直接地反映模型体力的消耗,也是我们作为比对的重要信息。记录这些数据,并将穿戴机器人前后的仿真结果进行对比。

模拟人体步行运动完整周期,将穿戴与未穿戴的运动关节角度进行数据对比,如图 2-37 所示。虽然数值有一定的波动误差,但是整体的走势和范围还是较为吻合的,所以,穿戴外骨骼机器人不会影响人的正常运动。比较穿戴前后能量消耗情况,可以看出在穿戴机器人情况下,人体下肢比目鱼肌能量消耗大幅度下降,如图 2-38 所示。

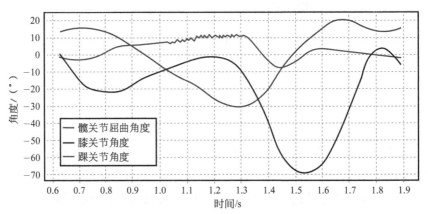

图 2-37　穿戴后人体下肢关节角度仿真曲线(参见彩图附图 9)

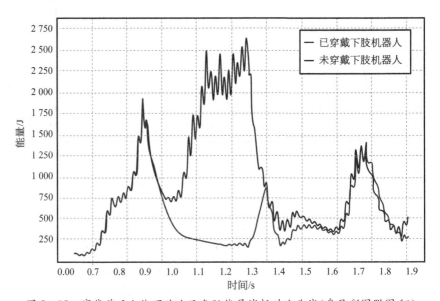

图 2-38　穿戴前后人体下肢比目鱼肌能量消耗对比曲线(参见彩图附图 10)

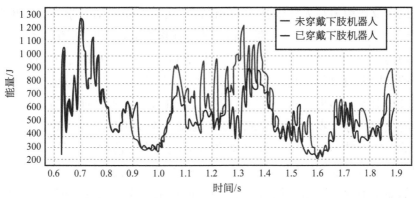

图 2-39　穿戴前后人体下肢综合能量消耗对比曲线(参见彩图附图 11)

通过 OpenSim 的能量代谢模块,可以计算模型中每块肌肉的代谢率和代谢值,同样也可以计算全身的代谢率和代谢值。OpenSim 所用人体模型中包含一组代谢探针(metabolic probes),运行 CMC 时,探针分析器在后台计算步态周期中每块肌肉的代谢率和所有肌肉的能耗。通过代谢值计算可以得到,如图 2-39 所示,蓝色是穿戴助力机器人情况下的曲线,在大部分情况下明显低于红色未穿戴助力机器人的曲线,少数部分则是蓝色大于红色,这是因为在仿真中忽略了髋关节及膝关节的助力,所以在摆动行走过程中,外骨骼机器人系统本身的重量成为阻碍。但在小腿支撑发力的过程即支撑阶段中,完全达到省力效果。

2) 数据分析结论

经过联合仿真可以看到,穿戴后测试对象主要关节的弯曲角度曲线与穿戴前的曲线较为吻合,外骨骼机器人不会使穿戴者行动不适,或者因为动作不当导致受伤。能耗方面,主要肌肉的肌肉力在支撑阶段明显下降,穿戴外骨骼机器人后较为明显地节约了人体模型的能量消耗。

因此,外骨骼机器人可以从一定程度上节约人体体力消耗,在简单动作方面,外骨骼机器人可以与人体高度契合,并为人体下肢提供助力。

2.3　本章小结

本章以肌肉形态参数为基础,建立了通用人体肌骨模型,通过实验室测得的实验数据对通用模型进行缩放,建立了符合个体特征的个性化模型。然后,通过逆向运动学求解,实现模型与人体实际情况最佳匹配。通过残差缩减方法把地面反作用力与人体惯性参数相结合,从而将逆向动力学计算时的误差控制到最小。最后,通过计算肌肉控制改变肌肉参数,得到模拟仿真结果。

构建下肢外骨骼机器人三维模型,利用OpenSim的关节约束力设置,进行联合控制模拟,获得了相关的运动学及动力学数据,并与未穿戴前的人体下肢数据进行对比。结果显示:穿戴后的髋、膝、踝关节的运动曲线与正常人体行走时的相应指标基本吻合,主要肌肉的肌肉力曲线明显下降。测试对象为穿戴后的人体下肢,其主要关节的弯曲角度曲线与穿戴前的曲线较为吻合,主要肌肉的肌肉力在支撑阶段明显下降。通过OpenSim代谢值计算,可对比穿戴前后的能量消耗,结果表明穿戴后模型的能量消耗明显减少。因此,下肢外骨骼机器人可以在康复领域进行辅助治疗,在军事领域增强体能。

第 3 章

C hapter 3

人体数据采集的外骨骼传感系统

在军事和工业领域,可穿戴下肢外骨骼一般都是执行工作周期长、具有高度风险的任务。其在执行任务过程中对穿戴者的动作要求十分精确。因此,通过人体数据采集设备,建立外骨骼传感系统。

对穿戴者的动作进行实时检测与跟踪,研究 Kinect 骨骼识别的原理并将测得的骨骼数据通过 Visual Studio 平台,导出转换为能够计算的坐标数据。运用 Kinect 测得人体关节点及骨骼的数据,将关节点坐标转换为以 Kinect 为原点的三维空间坐标,在此基础上完成对穿戴者的运动追踪。同时,为了保证测得人物三维空间坐标的准确性,需要对 Kinect 的识别过程进行一系列的优化与改进。主要改进方式是在骨骼识别的基础上,进行深度图像的去噪及优化,并在识别并追踪穿戴者动作的基础上,对动作进行规划,以达到更加高效、安全的工作流程,避免疲劳造成的操作失误。

另外,脑电信号与运动疲劳性之间的关系,也是目前人体数据采集领域的研究热点。3.2 节介绍了大脑的构造及功能分区、脑电信号产生机理等,并根据实验需求选定了便携式、非侵入性的 BCI 系统和 16 导导联的电极布局。选用的脑电信号采集系统,能对采集到的脑电信号进行预处理,再把经过模/数转换的信号保存在计算机中。3.3 节开展了人体下肢运动的实验设计与数据采集。

3.1 Kinect 的骨骼识别与动作识别

在 Kinect 识别人体骨骼的基础上,可运用 Visual Studio 对骨骼数据进行获取。同时,在 Unity 3D 中建立虚拟人物骨骼模型,并设定其骨骼节点与 Kinect 所识别的关节点位置信息,并进行节点配合,实现对人物骨骼运动信息的追踪。然后,以 Kinect 作为主要设备,以人体 25 个关节点的位置信息为基础,对人体运动的动作做出设定,并运用 DTW 算法进行有效的加速处理,减少识别过程的延迟。

3.1.1　Kinect 骨骼跟踪原理

Kinect 进行骨骼追踪的基础是获取深度图像,Kinect 获取深度图像运用了由 PrimeSence 公司所开发的 Light Coding 技术。这种技术运用连续的近红外线对 Kinect 所测量的空间进行编码。编码之后的光线途经感应器,通过晶片进行解码后,生成深度图像。这种技术具有一个关键点,即激光散斑(Laser Speckle)。激光产生的散斑是随机的反射斑点。这种斑点产生的必要条件就是让激光照射到较为粗糙的物体。由于散斑具有高度的随机性,这种散斑会根据距离的不同产生不同的图案,所以在散斑的作用下等同于给被观测空间加上了标记。

当任何物体进入这片被观测的空间时都会被准确地记录下自己的相应位置。Kinect 发出的激光是通过红外线所发出的、肉眼不可见的。Kinect 前端具有扩散片和光栅,通过这两者的作用可以将激光以一个均匀的分布投射在测量空间中,这时只要经由 Kinect 所具有的红外摄影机对空间中所有的散斑进行记录,就可以获得具有深度的三维(3D)图像。在 Kinect 获取到深度图像之后就可以进行骨骼跟踪。这个系统可以同时检测出 6 个人的骨骼,一个人身上可以检测出 25 个关节点。这种识别方式的第一步就是将 Kinect 获取到的深度图像中的人物从背景中剥离出来,这就需要 Kinect 对深度图像中的人体进行识别。

上述 Kinect 所用到的将人体深度图像与背景分离的方法,称为训练分类器的分割方式。这种分割方式是基于一个能够识别物体的、拥有多个深度特征的分类器,运用包含必要信息的特征来确认身体部位。首先,用一组标注过身体部位的深度图像来训练各个决策树,为了让各个决策树都能够正确识别出身体部位的多个深度图像,需要让这些决策树不断地识别该身体部位的深度图像,这样决策树就会不断地更新。其次,将人体分为数个不同的部位,给这些部位挑选最大概率身体部位的位置。最后,通过运算找出分类器所挑拣出的关节点位置,为关节点和相应部位进行匹配,连接关节点形成骨骼。这样就组成了一个完整的人体骨骼。由于 Kinect 的这种特定的骨骼识别方式,Kinect 会对所有近似人形的物体进行骨骼识别,如衣物、模型之类的物品。也正是由于 Kinect 这种独特的识别机制,我们要尽量避免实际应用中在 Kinect 识别特定人物目标时,去识别其他非本实验的拥有人体形状的物体。

3.1.2　骨骼数据获取

在 Kinect 中骨骼数据来源于 SkeletonStream。获取骨骼数据的方式为事件模式,在 KinectSensor 对象中有一个被称作 SkeletonFrameReady 的事件。在这个事件中,一旦有新的骨骼目标产生,这一事件就会被激活。我们首先创建一个 wpf 工程文件,然后添加 Microsoft. Kinect. dll。之后再将初始化传感器和基本查找的代码添加进去,在对初始化传感器完成启动之前,需要先对SkeletonStream 的数据流进行初始化,并对其进行注册。

需要注意的一点是,在 Kinect 中能够追踪到的骨骼数量为一个常量,骨骼数量这一常量在 KinectSDK 的 SkeletonStream 对象中被定义为FrameSkeletonArrayLength,我们在为其数组分配内存时能够一次性完成。同时,KinectSDK 中同样对笔刷数组进行了定义,笔刷的主要功能是在Kinect 识别到多组骨骼时,可以通过改变各组骨骼颜色的方式来区分各组骨骼所对应的被识别者。之后对 SkeletonFrameReady 事件进行响应。事件被激活时我们需要获取当时时间的骨骼数据帧,这就需要调用该事件参数的 OpenSkeletonFrame,在 UI 界面将获取的关节点进行连接,就形成了骨骼。

Kinect 虽然能够同时识别 6 个人的骨骼数据,但是能够被追踪骨骼的对象只有 2 个,因此在实验目标活动时,为了谨慎,需要判断算法中识别到的骨骼是否为已经被追踪到的骨骼。

SkeletonStream 是骨骼识别中的一个十分重要的对象,我们需要明确的一点是,在 SkeletonStream 没有启动的情况下 Kinect 不会产生任何数据。因此,为了让 SkeletonStream 产生相应的数据,我们需要对 Enabled 对象进行调用;反之,如果在多个 Kinect 进行配合的情况下,不让其中一个 Kinect 的SkeletonStream 关闭,那么我们就始终只能跟踪两个实验对象的骨骼,所以我们需要调用 Disable 对象,使其停止产生数据。由于该对象的开启与关闭时都会有一个初始化的过程,所以会对骨骼数据获取过程造成一些延迟。

3.1.3　骨骼数据的处理

在实验过程中我们发现,被测者的骨骼图像会产生不同幅度的跳动,这时就需要对数据进行处理使其更加平滑。其中一个方法就是帧与帧之间关节点的位置差距,为了达成这一目的我们需要将骨骼中关节点的坐标进行标准化处理。在对 SkeletonStream 对象进行初始化时,输入一个 TransformSmoothParameter 参数。在 SkeletonStream 对象中两个与平滑度相关的只读属性分别为 IsSmoothingEnable 和 SmoothParameter,这两个属性的主要功能就是存储定义平滑参数。TransformSmoothParamete 中定义了五个平滑属性:第一个属性是修正值,修正值的功能是接受一个由 0 到 1 的浮点值,值越小的话修正也就越多。第二个属性是抖动半径,我们需要设置一个修正半径,一旦关节点的抖动幅度超出了这个预先设置的半径,就会被修正到这个半径之内。第三个属性是最大偏离半径,这一属性被用来和抖动半径进行配合,同样地,我们需要预先设置一个半径,与抖动半径不同的是,一旦关节点超出了预先设置的半径范围,这一超出预先设置半径的关节点就会被判定为是一个新的点,独立于原有的骨骼系统之外。第四个属性是预测帧大小,需要先设置一个预测帧,该属性的作用是对需要进行平滑的骨骼帧的数目进行返回。最后一个属性是平滑值,与修正值相同,接受一个从 0 到 1 的浮点值,此值越大就越平滑。

人物运动的平滑性十分重要,在完成一连串动作之后,具有跳动的运动会导致该预定动作并不连续。两个基础动作之间的衔接也会出现断层。在这种情况下,我们很难判断被测试人员到底完成了什么动作。因此,即使存在微小的误差,也要保证骨骼的运动是连续不断的。

在实验中实验者以外的其他人出现也会对被测者骨骼数据造成一些影响。因为 Kinect 会对视野内的所有人物进行检测,所以需要对骨骼追踪对象进行选择,这时就需要运用 AppChoosesSkeleton 属性及 ChoseSkeleton 方法。由于 AppChoosesSkeleton 属性默认为 false,所以需要将其改为 true。再调用 ChoseSkeleton 输入 TrankingID,确定要追踪这一对象。这样在这一被追踪目标完全在 Kinect 视野内,并在消失之前,Kinect 会恒定地追踪这一目标。

3.1.4　Unity 3D 与 Kinect 的配合

在实验开始之前,我们在 Unity 3D 中建立了一个虚拟人物骨骼模型,目标是让虚拟人物动作和 Kinect 所探测到的人物动作互相对应。我们首先要做的是将 Kinect 所测得的骨骼数据与 Unity 3D 中的虚拟人物骨骼进行绑定。为了完成这一目的,我们需要在已经建好的虚拟人物骨骼模型上添加一个控制器脚本。命名为 KinectModelControllerV2 的脚本,其功能是操控模型,完成对骨骼模型的控制。其次,将测得的骨骼数据与 Unity 3D 中的外界环境变

量绑定。这样,虚拟人物骨骼模型就能够实时完成和实验者一样的动作(图
3-1)。

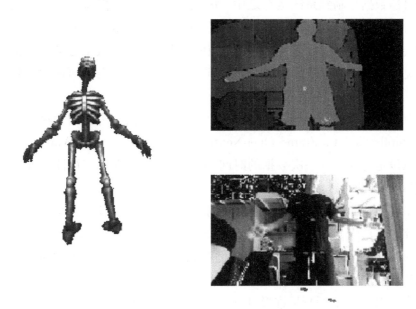

图 3-1　Unity 3D 与 Kinect 模型

在能够控制虚拟人物运动之后,为了提取实验数据,掌握被测试人员的实时位置,并判断动作精度、防止与环境触碰,我们还需要将 Kinect 所测得的关节点自带坐标系转换为世界坐标系(图 3-2)。

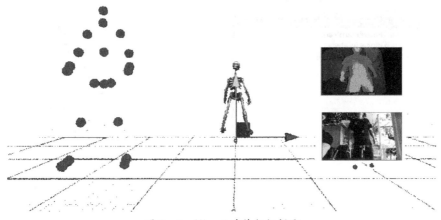

图 3-2　Kinect 关节数据提取

　　为了让所创建的应用程序能够实时获取被测试人员的骨骼数据，需要调用 OpenSkeletonFrame 函数。在 Kinect 获取到当前骨骼数据后，系统会将此时的骨骼数据复制到系统缓存之中。因此，获取骨骼数据需要有一个系统处理实时数据的时间，一旦读取实时数据的速度远超出系统处理数据的速度，系统就会自动跳过当前数据去处理下一帧的数据。这种丢失部分数据的情况十分常见，而且在硬件固定的情况下难以避免。因此，我们要尽可能地优化这一过程。

　　调用 OpenNextFrame 函数获取相应数据的方法称为轮询模型。函数声明是 Public SkeletonFrame OpenNextFrame(int millisecondsWait)。这一函数可以设定为等待下一次数据的时间，即在第二次数据没有被读取或超出设定的等待时间时，函数返回。

　　事件模型即通过触发相应事件来对骨骼数据进行获取，也是我们所采用的骨骼数据获取方式。这种方式仅在 Kinect 视野中人体动作触发相应事件时才会对骨骼数据进行获取，因此对硬件造成的负荷较小，测量数据所需要的延迟也相应降低。

　　由于 Kinect 的视野呈锥形，Kinect 对人体的识别有一个最佳的识别区域（距离 Kinect 设备为 $0.8 \sim 4$ m，左右各为 2.5 m，上下各为 2 m）。因此，为了能够更加准确地获取被测试人员的骨骼数据，需要为虚拟人物骨骼模型所对应的识别区域进行设定，这一设定需要根据区域边缘相对于 Kinect 坐标系的坐标进行设定，界面如图 3-3 所示。

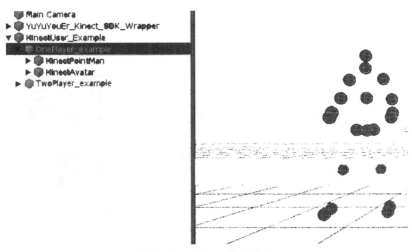

图 3-3　Kinect 软件界面

在设定好识别区域之后,这一虚拟人物骨骼模型只会识别相应被设定区域之内的人体骨骼。这种方式进一步避免了实验被非实验人员干扰的可能性。所有测试人员的各种工作区域都被严格地划分,因此,设定所识别目标的活动范围是可行的。通过区域划分,Kinect 并不会识别除此人以外的其他目标。如果是两人或多人配合完成的任务,就需要对应人数的多台 Kinect 设备进行配合,因此,这种方式只限定于有较多人经过的工作场所,在只有测试人员的工作场所这种设定是没有必要的。

3.1.5　根据关节点对动作进行提取

Kinect 可以对骨骼数据进行获取,并将关节点信息转化为关节点的实时三维坐标。在对这些关节点进行实时观测的基础上,我们可以对被观测人员动作进行识别。但是在计算机上仅仅肉眼可见的被测试人员的动作并不能命名为相应的动作,需要对被测试人员的特定动作进行提取,并为此特征命名。通过这种方式,计算机上所显示的人物动作才能被识别为拥有特定名称的动作模型。在将关节的位置信息转换为工作人员的动作特征时,确定的动作特征要具有非常高的辨别性。其原因在于,当被测试人员出现在 Kinect 视野中时,他们的体型、身高、臂展等信息都是互不相同的,且根据时间的不同无法确认。这时,为了正确地识别,需要编辑的动作特征具有较高的辨识度。辨识我们所需要的动作特征的方法,就是使用一种基于向量坐标的动作特征编辑。Kinect 能够对所识别到的人体全身 25 个主要关节点进行识别和定位。这 25 个关节点分布于人体全身的各个不同部位,也正因为如此,在确定动作特征时,这 25 个可识别、定位的关节点对确立下来的动作特征有着不同程度的影响。也就是说,在一个已经确立的动作特征中,只有数个需要判断其运动方向和幅度的关节点,其余关节点的位置及运动信息是不必要的。

以手臂抬起为例,在手臂抬起的过程中,能够证明这个动作已经发生的关节点运动只有以肩胛骨为基准,辐射到整个手臂的关节点绕着肩胛骨进行旋转运动。相对于这数个关节点的大幅度运动和肩部关节点的基准确立,其他如头部、腿部和腰腹位置关节点的运动仅仅是被测试人员在执行抬起手臂这一动作时所做的不必要动作。反之,如果只观测由肩部开始到指尖结束的关节点,也无法判断被测试人员是否仅仅做了一个抬手的动作。因此,这个抬手的动作特征需要描述为手臂上的关节点以肩部关节点为基准做大幅度的旋转运动,同时身体其他部位的关节点无大幅度的摆动。

与此同时,对动作识别造成影响的还有被测试人员的位置信息,Kinect 对远近不同的物体识别出的深度信息具有一定的差异。为了解决这个问题,我们首先要对深度图像进行去噪;其次,在识别目标关节点时,我们需要确立一个相对稳定的向量起点,向量起始点的关节点需要保证被测试人员无论在做什么样的动作时都能具有一定程度的稳定性。

以人体脊椎关节点作为所有向量的起始点,其他关节点作为这些由人体脊椎关节点所发出向量的终点,这样就获得了与所测关节点数量一一对应的特征向量。在对各个关节点的空间三维坐标进行获取之后,我们就能够获得这些关节点所对应的特征向量。不同的动作所获得的向量变化也不同。在定义这些向量模型之后,就可以检测出被测试人员的具体动作。在识别出被测试人员的动作之后,就可以初步判断其操作动作是否符合预定的要求。这种姿态的识别可以应用于对被测试人员进行操作训练与动作校正。

3.1.6　动作识别的方式

在人体动作识别的过程中,已经定义了一个人体特征向量的起始点,因此为了防止所测的关节点位置走形,我们需要考虑到被测试人员的体形对动作识别所造成的影响。对不同体形人员的特征向量,根据特定身体部位特征进行归一化。在这里,将人体脊椎关节点到人体盆骨中心关节点的欧式距离设置为进行归一化的距离。将未进行归一化时的特征定义为 $G = \{x_1, y_1, z_1, x_2, y_2, z_2, \cdots\}$,那么进行归一化后 $G_g = G/Eu$(Eu 为欧式距离)。

Kinect 在获取关节点数据时拥有一个固定的帧率,将这个帧率设置为 30 f/s。在被测试人员完成一个预先设定好的动作时,这一预先设定的动作为一个或多个连续不断时间点的向量集合。将这一预先设置的动作表示为 $D = \{G_{g1}, G_{g2}, \cdots\}$,一个设定好的动作就像连环画一样被表示成多个特定关节点位置的数据。

根据关节点的空间三维坐标变化来进行的动作识别,简单来说,动作识别需要对逻辑上同一动作的相似度进行判断。相似度判断的方法就是计算被判断对象的欧式距离。但是,在判断人的动作时这种方法并不适用。其原因在于,动作具有很强的逻辑性,在同一动作发生后,预定动作可能正处于该预定动作的不同阶段。开始动作的时间虽然相同,但是完成动作的时间点会有不同程度的差异。正因为如此,对比同一时间点,两个相对应的被测试人员的关节点所做的相似度判断并不可取,所以引入了动态时间弯曲距离。这一算法并不是在同一时间对比两个对应点的相似度,而是设置一个时间范围,在这一设置好的时间范围之内,对多个对应点进行对比。举例来说,如目前有两个被测试的动作集合 x 和 y,两集合的长度分别为 m 和 n。首先,我们需要构筑一个 $m \cdot n$ 的矩阵,如图 3-4 所示。

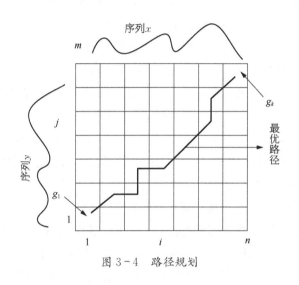

图 3-4　路径规划

在这一矩阵中 (i, j) 表示的是 x 与 y 两集合中同一时间的特征对齐。两点之间的距离是两者的欧式距离。在将这两个集合变为矩阵之后,在特定时间点的向量就不是和与它对应的向量进行对应,而是和最近邻进行对应。此时,在这一矩阵中以 $(1, 1)$ 作为起始点,到 (n, m) 结束就形成了一条最佳路径。计算 DTW 距离就是计算这条最佳路径的累加距离。之后,需要对这条路径的长度进行一定程度的约束,不得低于 (n, m) 的最大值,也不能小于 $n + m - 1$。 另外,这条路径需要满足一定的条件:首先路径与时间的函数需要为单调函数,其次不同路径的起始点和终点需要完全对齐,最后这一路径必须是连续不断的。所以,在此限定条件之下,(i, j) 的下一个与之对齐的点必然是 $(i-1, j)$、$(i, j-1)$ 或 $(i-1, j-1)$ 中的一个。

通过计算累加距离从 $(1, 1)$ 开始进行迭代,以 (n, m) 点作为终点就可以得出两集合之间的最佳路径。这一距离表示的是两个集合之间的相似程度，距离越短这两个动作的相似度也就越高。通过这一算法，我们能够将被测试人员所做出的目标动作和已经确定好的预定动作进行对比，这样就完成了对被测试人员的动作识别。但是，这一算法计算量极大，在运行程序时会产生相当高的延迟，这对实验产生了非常大的影响。

所以，我们引入了 F-DTW 算法对动作识别的过程进行加速，这一加速算法分为两步。第一步称为下界函数。在未加速之前，进行动作识别的第一步是计算 DTW 距离，而在加速时，要计算的是 DTW 距离的下界函数。这一下界函数只有在符合预设的基本条件后才会对 DTW 距离进行计算。这一下界函数需要满足计算简单的基本条件。在简便的计算之后，还需要计算能够较为准确地贴合 DTW 的距离。下界函数的计算首先在两个集合之中各自提取四个数值，分别为开始节点的差值、终止节点的差值、最大值节点的差值及最小值节点的差值。然后取这四个数值的各个最大值作为下界函数。之后设定一个边缘值，如果根据下界函数的简单计算，两集合已经不符合相似要求，那么就没有用 DTW 实际进行大量计算的必要，简单来说，这一加速方式就是将需要进行计算的数据进行一定程度的过滤。在经过过滤之后，所需要计算的点会产生一定的减少，这样就完成了对算法的加速。

当然，由于下界函数所能够过滤的点有限，仅仅利用下界函数还不能达到延迟减小或可忽略不计的程度。因此，我们还需要对不在最佳路径的点进行终止，这种方式称为提前终止，是对 DTW 算法进行的第二步加速。其主要依据是，相对于完全弯曲距离来说，只有在最佳路径上的点才有意义，如果在 (i,j) 点的累积距离大于动作相似度的阈值，那么这一点就出现了溢出。根据累加距离的计算公式可以知道，这种溢出具有邻近点的感染性质。

所以，我们可以通过对邻近三个点是否溢出进行判断，如果都发生了溢出，那么就可以不再计算该点的基础距离。也就是说，这种方法可以判断最佳路径上的点是否发生了溢出。这条最佳路径自起始点一直延伸到终止点，根据矩阵，我们可以判断出这条路径经过所有的列数或行数，如果所有的行或所有的列都有溢出，这条路径的计算就可以直接终止，减少大量不必要的计算，有效提高计算速度。通过加速算法，我们能够在延迟可忽略不计的情况下，对被测试人员的一些简单动作进行识别。当然，由于较为复杂的动作，其时间长导致计算量大且误差较多。我们可以将一个复杂动作分解为数个简单动作，通过判断数个简单动作的连接来识别一个复杂动作。

3.1.7　动作规划中的算法

由被测试人员开始动作时起到预定动作结束,计算确定出一系列无碰撞的运动,称为动作规划。对于虚拟人体模型来说,仅仅实时检测运动是不够的,还需要对完成一系列动作的流程进行整理与推算,来确定任务是否能够正确完成。

动作规划的方式主要分为三类:

(1) 智能规划法。这种方式是一种十分复杂且计算量庞大的规划方式,其中蚁群、遗传及神经网络的算法都能够解决一些繁复且逻辑性强的动作规划问题。但是由于其规划时间过长且设置繁复,对数个简单动作进行规划没有必要。

(2) 图构法。主要适用于一些分支多的运动。由于其庞大的计算量,在面对树状图式的简单动作集合时有出色的表现,但它的计算过程比较繁复,所以逻辑性强的动作应用这种方式时,需要的计算量足以严重影响到算法本身的性能需求。

(3) 随机采样法。指在动作所发生的空间中进行随机采样,通过判断这些采集到的样本是否发生了碰撞,来对动作的路径进行规划。运用这种方式来进行动作规划的优点在于,Kinect 所采集到的关节点三维坐标在空间中拥有极高的自由度,而这种随机采样的方式恰恰适用于这种情况。我们所采用的是随机采样算法中的 RRT 算法,这一算法是对状态转移方程的控制。控制变量递加产生不同的路径状态,易于对运动学及动力学进行匹配。

RRT 算法基于快速遍历随机树的树状图结构,这种结构可以对 RRT 算法进行不间断的扩充,以较快的速度缩减被测目标与运动终点的距离,非常适用于被测目标在三维空间中规避遮挡物和障碍物。这一算法的构筑相对来说比较简单,同时能够对关节点在三维空间中的运动范围做出一定的限制。

应用这一算法可以根据人体工程学对人物动作进行有效的规划。对被测试人员的动作进行规划的第一步就是对人体关节点进行设定。在此我们将人体 25 个关节点的空间三维坐标设定为一个状态向量,即 $X = \{x_1, y_1, z_1, \ldots, x_{25}, y_{25}, z_{25}\}$,这一状态向量有多种取值,取值范围构成该人物在空间中的动作范围,此时 RRT 算法所需要做到的就是将目标动作状态与人物开始的状态进行连接,并保证在运动过程中没有碰撞。在 RRT 算法中我们需要设定一个随机的树状图,设置动作的初始位置和目标位置,通过算法经由数个点从初始位置到达目标位置。

动作规划在确立关节点的活动范围、人物动作开始位置、人物动作结束位置后,对算法的搜索树进行初始化。搜索树会在关节点的可活动范围进行随机采样,在这一过程中会获得数个满足人物动作约束的点。在寻找到满足约束的点之后,算法会匹配与该点邻近的点,来确立关节点运动的路径。判断这条路径上的点是否满足预先设定的约束,若满足约束,则对路径是否已经到达了动作结束位置进行判断,循环往复。在三维空间运行这一算法的图例如图 3-5 所示,在动作开始点附近,路径延伸的密度和方向都较为均匀,通过这种算法,我们可以同时找到不同方向上的动作结束位置,算法运行较为稳定。

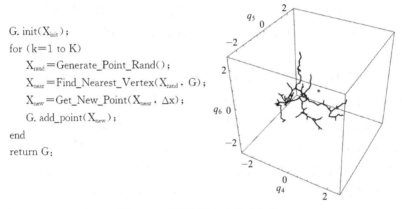

图 3-5　RRT 算法的程序与图示

人体跟踪目前应用于动作训练系统和特定的动作监测系统。3.1 节运用 Kinect 和 Unity 3D,在 Visual Studio 上开发了一套人体追踪的系统。该系统通过关节点位置信息的导出和骨骼绘制来完成对三维坐标的实时获取,并对深度图像进行去噪处理。在实验过程中,Kinect 作为深度传感器设备,是基于光学现象完成检测的,虽然光线强弱并不会对实验造成影响,但物体的遮挡对实验数据的获取所造成的影响是严重的。

为了解决这一问题,我们改变 Kinect 的摆放位置,尽一切可能防止障碍物进入 Kinect 视野,也可以用多个 Kinect 进行实时配合。同时,在多个 Kinect 配合的基础上,可以更加准确地获取被测试人员在不同角度、不同平面上的运动信息,不再局限于有限视野和检测平面上的运动。另外,多个 Kinect 相互配合能够实现多自由度动作规划,这是在单一 Kinect 视角上无法完成的问题。在动作规划实验的过程中,人物自身部位的互相遮挡对动作的成功完成具有相当大的影响。三个以上 Kinect 的相互配合,可以十分完美地解决人物自身部位相互遮挡的问题。日后的研究将会沿着这一思路进行改进。与此同时,由于 Kinect 本身具有相当程度的误差,多个 Kinect 同时对实验目标进行标定并进行数据融合的过程,还需要考虑数据的准确性,再进行相互融合。

3.2　脑电信号下的人体数据采集

本节分析了大脑构成及各功能分区,从生理上详细介绍了脑电信号产生的机理,并对脑电信号进行分类。同时,分析了脑电信号的特征,并介绍了脑电信号采集的硬件设备及软件功能。最后,罗列出脑电信号采集需要注意的事项,以便采集到更精确的脑电信号,并对其进行数据处理和分析。

3.2.1　大脑的结构及功能分区

从思维产生来讲,人体最重要的器官是人脑。自从人拥有思维以来,人们对人脑的探索从未停止,但人们对脑部知识仍是不甚了解。脑机接口(brain computer interface,BCI)研究中最重要的一环是大脑皮层,即信号的产生源。大脑皮层也是可以用电极采集的区域,同时它也与人体活动和交流密切相关。

1) 大脑的基本构成和功能

大脑、小脑、间脑和脑干是人脑四个组成部分(图 3-6)。大脑是中枢神经系统中最复杂,也是最高级的一部分。

绝大多数大脑包括两个成对的大脑半球,横行的神经纤维连接着两个半球。左脑(意识脑)和右脑(本能脑)都分为上外侧面、内侧面和下面。人的大脑有三条沟,分别是中央沟(central sulcus)、外侧沟(lateral sulcus)和顶枕沟(parietooccipital sulcus)[47]。左右半球和三条沟如图 3-7 所示。两个大脑半球虽然形状差不多,但是功能区别很大。左脑处理人从外界得到的不同感官的信息并用语言表达出来,它和人的思考、意识等有密切联系。右脑和潜意识相关,迅速处理人接收的大量信息并反馈。右脑具有自主创造力,但通常都受左脑的压制。

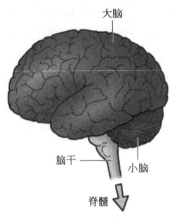

图 3-6 大脑简单结构图

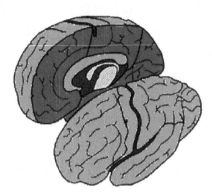

图 3-7 左右半球和三条沟

2) 大脑皮层及其功能分区

两个大脑半球都被皮层所覆盖,皮层是一种厚度为 1.5~4.0 mm 的大脑结构。皮层在不同大脑区域的厚度都不尽相同。由于覆盖皮层的大量神经元赋予的颜色,皮层通常称为灰质。在皮层下面有很多其他深层的灰质结构,包括基底神经节、脑干、小脑和丘脑。大脑的白质包括许多连接不同皮质区域与连接皮层和皮层下区域的神经纤维。

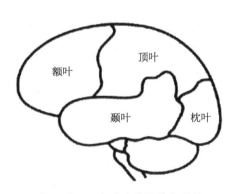

图 3-8 四个脑叶的位置和形状

从位置上分,大脑皮层有额叶(frontal lobe)、顶叶(parietal lobe)、枕叶(occipital lobe)和颞叶(temporal lobe)四个主要脑叶(图 3-8)。

低级哺乳动物(如啮齿类动物和某些灵长类动物)的大脑皮层是一个相对平滑的薄片;相反,高级哺乳动物的大脑皮层却被分成了不同解剖学区域的脑回(脊)和回间沟(沟),高度盘旋化。在维持大脑皮层厚度不变的情况下,盘旋化可看作皮层逐渐进化来增加容量。

图 3-9 是非常详细的大脑分区功能图。额叶主要负责控制身体的运动,同时它也具有很多高级功能,如情绪控制调节、身体行为控制、发散思维等。顶叶结构位置特殊,在中央沟之后且于额叶、颞叶、枕叶之间。顶叶负责完成

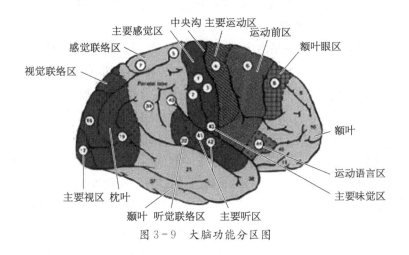

图 3-9　大脑功能分区图

多种信息和言语功能的整合。枕叶是一个形状如锥的脑叶,主要包括视觉皮层,能加工视觉信息,也可完成视觉信息和其他感觉信息的整合。颞叶主要和听觉功能有关,负责听觉信号处理、高层视觉处理和记忆。

3.2.2　脑电信号的产生

1924 年,德国耶拿大学汉斯·贝格尔(Hans Berger)教授在一个患者的头部发现了极其微弱的电流,从而打开了人脑探索的全新领域。经过长达 5 年的探索和实验后,他确认 1924 年所采集到的微弱电流和脑部活动相关。他发明了脑电图(electroencephalogram,EEG),并且从上千张脑电图中找到了脑电信号的一些规律(测量出清醒闭眼时的 α 波和睁眼后的 β 波)。

1) 脑电信号特征

人的大脑约由几百亿个神经元(又名神经细胞)构成,脑部活动都是由其参与完成。脑部神经元受到刺激后,神经纤维会传导电信号,就组成了完整的脑电图(EEG)。同时,由于脑电信号有自适应性差异,大脑活跃程度和个人脑部差异会让脑电信号产生一些变化,这就带来很多不确定性[48]。作为人脑重要的生理信号,脑电信号具有以下几个特征:

(1) 信号微弱,幅值一般为[5 μV, 100 μV],易受心电、肌电、眼电等内部噪声和外部噪声干扰。

(2) 信号不平稳,具有随机性。EEG 大多是从大数据统计来进行分析。

(3) 神经元产生混沌信号导致 EEG 非线性很强。

（4）EEG 具有明显频域特征，常用频谱分析来研究脑电信号。

2）脑电信号产生机理

大脑的神经细胞网络是由大脑皮层上的神经细胞组成的。神经细胞由细胞体、树突、轴突三部分组成，其轴突末梢经过很多次分支以后被磷脂鞘包围。分支不多但是向外延伸，每个分支末端都会有杯状或球状的突触小体，突触小体在接触其他神经细胞体或树突以后会形成突触（图 3-10）。神经冲动就是通过这一层一层突触传递到其他神经细胞上。所以说，突触是实现各个神经细胞之间交流的必要部分，它是信息传递的中转站。

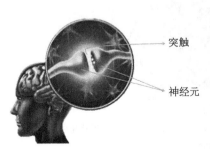

图 3-10　突触、神经元关系图

突触
神经元

当人进行实质运动或运动想象时，脑部皮层区的细胞就会被激活。突触互相传递信息，由此神经细胞产生后电位。这些后电位互相反馈并叠加，神经细胞处于兴奋状态或抑制状态，被激活放电。这就是我们可以在人脑皮层上采集到的电信号，也称脑电图（EEG）。

3）脑电信号的分类

BCI 根据产生机制的不同，将脑电信号分为自发脑电和诱发脑电两种[49]。自发脑电是不需要外部刺激的，是直接由于皮层区某部分神经元自主活动引发的脑电信号，如运动想象情况下不同节律的实验就是基于自发脑电的实验。诱发脑电是大脑在受到内部或外部刺激的情况下，皮层区某区域产生的局部电位变化，如某些视觉诱发电位实验等。

由于自发脑电的脑电信号具有不规则性，它通常被用频率范围来进行划分，如图 3-11 所示。被划分成的不同节律波及频率范围如下[50]：

（1）α 波。其频率范围为[8 Hz，13 Hz]，振幅范围[20 μV，100 μV]，存在大脑中多个区域。通常在人闭眼并头脑清醒时会出现 α 波，它表示人正处于非常放松或精神非常集中，所以这时候非常适合思考和学习。同时，在运动皮层产生的 α 波又被称为 μ 节律波，通常频率范围为[8 Hz，12 Hz]，振幅小于50 μV。μ 节律波和运动活动有关联，无论是实际运动还是运动想象，它都会消失，但是在安静放松时，它又会重新出现。

（2）β 波。其频率范围为[14 Hz，25 Hz]，振幅范围[5 μV，20 μV]，是人在清醒状态下的脑电波。当 β 波慢慢增加时，人的身体就会逐渐变得兴奋、紧

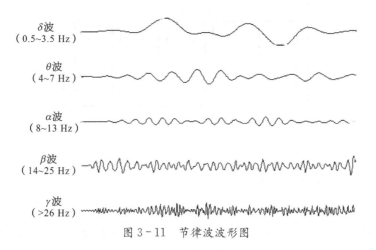

δ波
(0.5~3.5 Hz)

θ波
(4~7 Hz)

α波
(8~13 Hz)

β波
(14~25 Hz)

γ波
(>26 Hz)

图 3-11　节律波波形图

张或感到压力。这时，人的精神处于高度紧张的情况下，人体能量消耗非常快。如果没有得到充分休息来放松身体，人极其容易疲惫，压力也会累积。但是，适当的兴奋紧张状态出现，对人注意力提升等有积极作用。

（3）δ 波。其频率范围为 $[0.5\ Hz,\ 3.5\ Hz]$，振幅范围 $[20\ \mu V,\ 200\ \mu V]$，在大脑非常清醒的状态下不会出现 δ 波。它代表人的深度睡眠，在成人极度疲劳或大脑出现病变时也会出现 δ 波。

（4）θ 波。其频率范围为 $[4\ Hz,\ 7\ Hz]$，振幅范围 $[20\ \mu V,\ 150\ \mu V]$，是代表睡眠初期的脑电波。它代表着深度放松、没有压力的状态。但是，人在遭受挫折、心情郁闷及疲劳犯困的情况下，θ 波也会被检测到。另外，有精神疾病或癫痫的患者也容易检测到此波形。

（5）γ 波。其频率范围为 $[30\ Hz,\ 60\ Hz]$，振幅范围 $[0\ \mu V,\ 20\ \mu V]$，通常被认为对研究脑电信号不相关，会被剔除。

诱发脑电信号是通过外界刺激人的感觉器官而产生的，分为稳态诱发和瞬时诱发两种。事件相关电位（ERP）、心电图及肌电图被认为是临床神经领域前三个重要的突破。ERP 按诱发方式分为听觉诱发脑电（AEP）、体感诱发脑电（SEP）、视觉诱发脑电（VEP）、嗅觉诱发脑电（OEP）、味觉诱发脑电（GEP）几种。ERP 和 EEG 一样都可以反映大脑电位活动，只是 EEG 不需要外在刺激，而 ERP 接受刺激。通常，强度在 $0.3\sim20\ \mu V$ 的信号就可以让脑电位变化，但是诱发脑电需要的信号强度要求在 $30\sim100\ \mu V$，可以用此来判断是否为诱发脑电。脑电信号关系如图 3-12 所示。

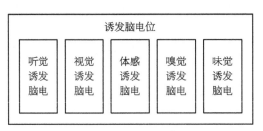

图 3-12　脑电信号关系图

3.2.3　脑电信号的采集

由于脑电信号极其微弱,且因人而异,所以在进行数据采集时需要尽可能远离大功率电器(包括充电设备)。本节选用的 BCI 系统是非侵入式颅外检测系统,采集设备的选择优先考虑便携和低成本。选取非侵入式的 BCI 系统采集人的头皮脑电,这也是现阶段大多数研究人员选择的脑电信号采集方法[51]。

1) 脑电信号采集的硬件设备

采集头皮脑电的 BCI 系统的应用很广泛,通过接触头皮就能采集到脑电信号。本研究选用的脑电采集硬件装置包括一个脑电信号放大器、一个蓝牙接收盒、一组采集头皮脑电的电极、配套的导线、两种型号的电极帽和计算机(图 3-13)。

本研究选用的电极是海绵-盐水电极,也就是湿电极。传统的湿电极是使用导电膏电极来测量脑电,两者都是采用金属电极,通常由锡(Sn)、银/氯化银(Ag/AgCl)、金(Au)或铂(Pt)制作而成。通过比较各个金属电极材料和使用性能,我们选择 Ag/AgCl 电极,大多数商业化 EEG 电极系统也都采用此电极。本次选用的海绵-盐水电极相比用于 EEG 的传统导电膏电极具有更高的阻抗。同时,海绵-盐水电极让电极的应用速度显著加快,可以在 15 min 内佩戴好,而传统的导电膏电极需要 20 min 或更长时间。海绵-盐水电极系统需要使用电极帽来帮助电极固定在头皮表面。海绵-盐水电极系统的缺点是记录时间有限(大约 1 h),因为阻抗会随着海绵变干而增加。这就需要控制实验时间,简化实验步骤。

用一个电极帽将海绵-盐水电极固定在头皮表面,保持电极接触头皮且位置正确。电极帽可以按照头部形状进行调节,实验时需要保证电极和受试者头皮的贴合程度。选用的电极是可以与之配合固定的电极,电极尾端由导线

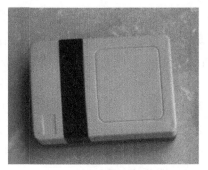
(a) 蓝牙接收盒图

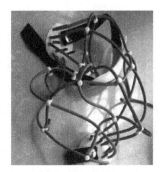
(b) 脑电帽图

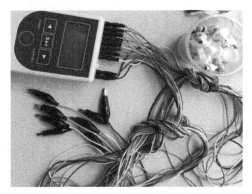
(c) 脑电信号放大器

图 3-13　脑电采集硬件装置

连接到脑电信号放大器上。

　　由于脑信号的幅值很小,这导致了它在被电极检测出来以后必须进行放大和数字化。信号放大和信号数字化都是通过仪表放大器(生理信号放大器)实现的。放大器具有模拟输出或集成一个模/数转换单元。当其用于人体脑电信号记录时,必须保证其安全性[52]。脑电信号处理过程如图 3-14 所示。

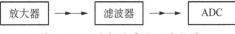

图 3-14　脑电信号处理过程图

　　仪表放大器属于差分放大器,用于测量电势差。它有高阻抗输入缓冲区和高共模抑制比(common-mode rejection ratio, CMRR)。理想情况下,放大器只会放大两个出入电极之间不同的信号,并且减弱或消除两个信号之间的共性部分。对 BCI 系统而言,较少输入电极(如 8 导或 16 导)的放大器可以更高效地使用。在 EEG 记录中,电极放在头皮上,电极间距一般为 2.5~10 cm,

接地电极放在其他位置。在 EEG 记录中,由于脑电信号本身的频率限制,并不存在 70 Hz 以上的高频信号,所以放大器的滤波部分需要允许高频信号无衰减通过。同时,其抗畸变滤波器必须具有更高的低通截止频率。电极采集到的信号是模拟信号,在进一步处理前需要被转换成数字信号,也就是模/数转换。模拟信号在被放大器适当放大和滤波之后,下一步就是被模/数转换器(ADC)数字化。EEG 信号通常采用 256 Hz 的采样频率获得。大多数 ADC 在输入范围内使用 16 位、24 位或 32 位的分辨率来使信号数字化。分辨率与范围会限制可检测到的最小的信号变化。计算公式如下:

$$V_{res} = \frac{V_{range}}{2^N} \tag{3-1}$$

式中　V_{res}——分辨率;

　　　V_{range}——输入电压范围;

　　　N——位数。

头皮脑电采集模型如图 3-15 所示。数字化以后,脑电信号通过蓝牙接收盒从放大器传输到计算机。蓝牙是用于在 100 m 范围内传输数据的无线协议。使用蓝牙传输数据,增加了 BCI 系统的便携性[53]。受试者可以戴着电极帽和放大器盒自动在空间移动(图 3-16),也增加了更多实验设计的可能性。当然,如果检测静止状态下受试者的脑电,可以使用蓝牙接收器,直接将放大

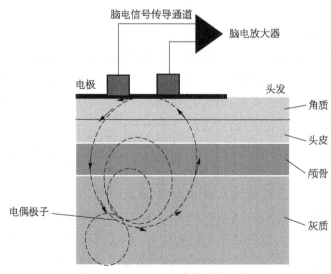

图 3-15　头皮脑电采集模型示意图

器连接到计算机上[54]。

2) 脑电信号的预处理

脑电信号预处理的一部分工作是在硬件采集设备(脑电放大器)中完成,还有一部分是在 BCI 系统的软件中完成。其中,EEG 低通、时间常数、EEG 陷波功能键可用于降低干扰,一般可单击相应键的下拉框后选择相应数值。在干扰较大时,常规将陷波设为 50 Hz、高频设置为 30 Hz、时间常数设置为 0.3 s。

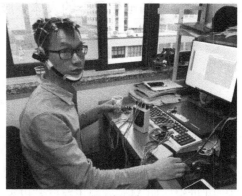

图 3 - 16　脑电设备的佩戴(参见彩图附图 12)

3.2.4　信号采集注意事项

1) 实验前期准备

开始实验前,需要有一套完整的实验思路,包括实验内容、实验具体过程和实验预期等[55]。受试者应保持头皮和头发清洁、没有头皮破损、无精神类和心脏疾病、身体状况良好等条件。实验环境保持良好的通风,降低声音干扰,隔离带电设备等来降低其他可能影响脑电信号的因素。

2) 操作要求

(1) 正确佩戴脑电帽,确保接地电极的接入。

(2) 海绵-盐水电极的海绵需要接触到受试者头皮,才可以采集到正确信号。

(3) 确保电极上金属电极尾部和导线已连接,并且导线并未触碰到金属电极。

(4) 海绵-盐水电极使用前需要浸透生理盐水,盐水中钠离子可以增加其导电性。

(5) 此类电极连续实验时间应小于 1 h,防止由于盐水变干导致杂波出现。

每个实验结束后要及时保存采集的脑电信号,以便日后进行数据处理和分析。在每个实验进行时,需要详细记录被试者情况和实验完整过程。在实验结束之后,海绵-盐水电极需要放入生理盐水中继续浸泡,待下次实验时再取出。

脑机接口系统可以实现大脑和设备之间的连接。作为中枢神经系统的非自然输出,采集到的脑电信号将被保存下来,用于后期的信号处理。

3.3   脑电信号下的人体下肢运动实验

3.3.1   运动性疲劳概述

运动性疲劳是一种生理现象,用来指人体由运动引起的身体状态和各部分生理机能下降的一种状态[56]。如果一个人长期维持运动性疲劳的状态,或者说不断地累积疲劳,那么它将演变成对人体有害的过度疲劳。但是,人在经过适当的放松和休息以后,人的身体机能和心理状态又会恢复到正常水平。从 19 世纪后期 Mosso 提出"疲劳"以来,人们对人体疲劳的研究已经长达一个多世纪。疲劳是一个很难被界定和确定界限的名词。随着科技发展和对人体的探索,研究者才渐渐定义其概念,确定其分类,甚至可以通过一些方式来测定疲劳程度。

1) 疲劳的分类

汉语有个成语叫"身心俱疲",从这个词可以看出疲劳分为心理性疲劳和躯体性疲劳两种。如果再细分,可以按照疲劳位置等分为肌肉疲劳(muscle fatigue)、中枢疲劳(central fatigue)、感知疲劳(sensations of muscle fatigue)、外周疲劳(peripheral fatigue)等。运动性疲劳主要分为中枢疲劳和外周疲劳。外周疲劳表现在人的动作变得迟钝,身体协调性下降,肌肉酸疼等;中枢疲劳表现在脑部反应变慢,难以集中注意力,记忆力变差等。

本节研究的运动性疲劳是通过 BCI 系统对人脑进行监测,并对记录的脑电信号进行分析。设计的实验包括运动引起的疲劳检测和脑部活动引起的疲劳检测两种,涉及生理和心理两方面的疲劳检测。

2) 已有的疲劳测评法

虽然目前疲劳具象化的概念仍然不是很清晰,但是研究人员设计出了很多用来评估疲劳程度的系统[57]。疲劳评估方法分为客观评估法和主观评估法。客观评估法相对于主观评估法来说更为精确,客观评估法会减少由于受试者个人因素而产生的差异性。它的判断标准较为统一,但并不是说就完全排除了人主观上的因素,而是借助外在的工具,通过研究人的动作、生理指标等来评估人的疲劳程度。客观评估法主要分为行为指标评估法、生理指标评估法和生化指标评估法。主观评估法的判定依据一般都是受试者本人感受,通过自我评估或他人观察的方式来得到范围较模糊的疲劳结论。当前大多数主观评估法都采用问卷形式,比较有名的是国际通用 FS-14 疲乏量表和 Borg 主观疲劳程度量表,本书采用的是 Borg 疲劳指数含义对照表(表 3-1)。

表 3-1 Borg 疲劳指数含义对照表[55]

分值	Borg 指数
0 分	没有感觉到任何费力,没有肌肉劳累,没有气喘吁吁或呼吸困难
0.5 分	非常非常轻微的呼吸困难或疲劳,几乎难以察觉(若有若无)
1 分	非常轻微的呼吸困难或疲劳(相当于按照自己的节奏慢慢行走)
2 分	轻度的呼吸困难或疲劳
3 分	中度的呼吸困难或疲劳(不困难,可以继续进行)
4 分	略严重的呼吸困难或疲劳
5 分	严重的呼吸困难或疲劳(可以坚持继续,约为最大值的一半)
6~8 分	非常严重的呼吸困难或疲劳(不得不强迫自己继续)
9 分	非常非常严重的呼吸困难或疲劳(几乎达到最大值)
10 分	极度的呼吸困难或疲劳,达到极限(目前为止所经历的最强烈的程度)

3) 脑疲劳判定方法设计

脑电信号可以按频率分成 δ 波[0.5 Hz, 3.5 Hz]、θ 波[4 Hz, 7 Hz]、α 波 [8 Hz, 13 Hz]、β 波[14 Hz, 25 Hz]和 γ 波[30 Hz, 60 Hz]五种波。通常仅需要前四种节律波就可研究人脑疲劳状态[58]。δ 波和 θ 波的出现表示大脑处于受压抑制状态,α 波和 β 波的出现表示大脑处于较清醒或兴奋状态。可以使用四个波形作为疲劳程度的指标:α 波和 β 波的能量数据减少,说明人的疲劳程度增加;δ 波和 θ 波的能量数据增加,也说明人的疲劳程度在增大。如果设计实验的持续时间较短,β 波的能量代表着人的兴奋程度高低,其波形可能会有向上趋势。α 波也会随着人的注意力集中有向上趋势,具体情况可以从实验数据中观察。

3.3.2 脑疲劳电信号的采集方法

脑疲劳电信号的采集方法分为头皮采集和颅内采集两种。颅内采集需要通过手术放置电极在脑内采集电信号,具有危险性和严苛的要求[59],所以不考虑在本研究中使用。用于采集头皮表面脑电信号的 EEG 系统,只需将电极端接触头皮表面就能采集脑电信号。EEG 具有操作流程简单、设备价格相对便宜、具有便携性等优势,是首选的 BCI 系统。

1) 电极导联方法

所有电极位置的全体被称为电极布局。实际应用中,不同的实验室根据实验需求选择的电极布局有很大差异。标准的电极放置测率是采用图 3-17 所示的国际 10-20、10-10 和 10-5 电极布局方式[60]。

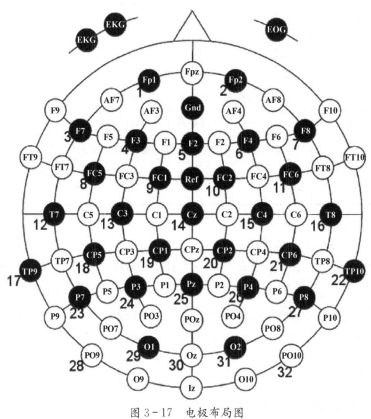

图 3-17　电极布局图

多数脑电信号研究人员都采用国际 10-20 电极布局。这些标准电极放置方法的基础是定义头骨地标(如鼻根和枕骨隆突)的轮廓,并把所得轮廓按照成比例的距离进行分割。标准 10-20 系统采用的比例距离为头骨地标之间轮廓长度的 20%,图 3-18 中的黑色圆圈展示了 21 个电极标准的 10-20 系统。

图中对每个电极都进行了标注,左侧用奇数标注,右侧用偶数标注,中间线采用 z 标注。图 3-18 还给出各个标注的位置和含义。

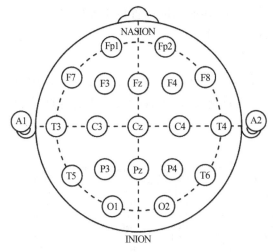

部位	英文名称	电极代号
前额	Prefrontal Lobe	Fp1,Fp2
侧额	Inferior-front Lobe	F7,F8
额区	Frontal Lobe	F3,F4,Fz
中央	Central Lobe	C3,C4,Cz
颞区	Temporal Lobe	T3,T4
后颞	Poster-temporal Lobe	T5,T6
顶区	Parietal Lobe	P3,P4,Pz
枕区	Occipital Lobe	O1,O2
耳	Auricular	A1,A2

图 3-18 标准 10-20 系统电极布局图

本节就是采用国际 10-20 标准导联方式来采集 EEG 信号。这个导联方式以下简称 16 导。已知 EEG 记录至少需要 3 个电极,即 1 个参考电极、2 个记录电极。接地电极连到放大器的地端,并与电力供应的地隔离。放置在头皮、鼻子或脖子上的接地电极为放大器提供一个参考电压,从而避免放大器的漂移,并达到更好的共模去除效果。接地端用来作为差分放大器的参考输入。

16 导导联方式采集脑电信号的具体电极分布如图 3-18 所示,图中 A1、A2 两个电极位于耳垂,把两个耳垂作为参考电极。每一边头皮的电势 V_x 都以同边耳垂作为参考进行记录（$V_x - V_{Ear1}$），另一边头皮的电势也同上法记录。也就是说，研究中采集的脑电信号，可分为左脑电信号和右脑电信号。16 导中采用的接地电极是 Fz 电极位置，它连在放大器的地端。在实验设计中，根据信号位置需求不同选取的其他电极位置也不相同，但是参考电极和接地电极位置始终保持为 A1、A2、Fz。

2）设备参数设置

首先根据实际需求，在实验前需要在脑电信号软件中设置 16 导各个导联的位置（图 3-19）。在系统设置-工程师设置下有导联编制选项，点击导联编制进行各个电极设置。

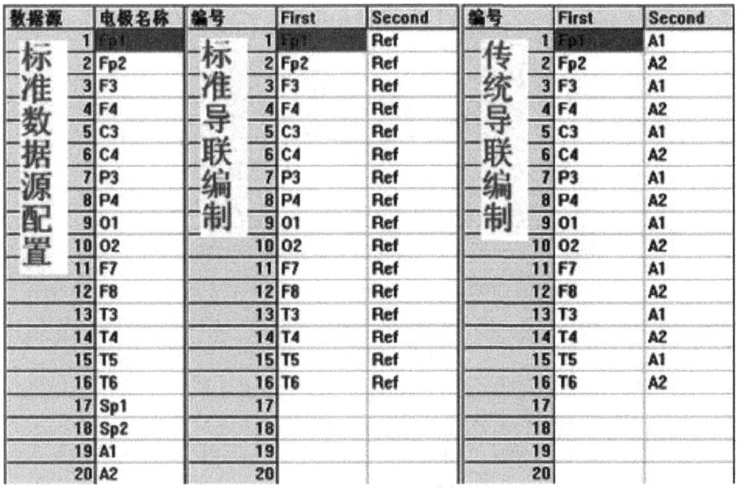

数据源	电极名称	编号	First	Second	编号	First	Second
标准数据源配置	1 Fp1	1 Fp1	Ref		1 Fp1	A1	
	2 Fp2	2 Fp2	Ref		2 Fp2	A2	
	3 F3	3 F3	Ref		3 F3	A1	
	4 F4	4 F4	Ref		4 F4	A2	
	5 C3	5 C3	Ref		5 C3	A1	
	6 C4	6 C4	Ref		6 C4	A2	
	7 P3	7 P3	Ref		7 P3	A1	
	8 P4	8 P4	Ref		8 P4	A2	
	9 O1	9 O1	Ref		9 O1	A1	
	10 O2	10 O2	Ref		10 O2	A2	
	11 F7	11 F7	Ref		11 F7	A1	
	12 F8	12 F8	Ref		12 F8	A2	
	13 T3	13 T3	Ref		13 T3	A1	
	14 T4	14 T4	Ref		14 T4	A2	
	15 T5	15 T5	Ref		15 T5	A1	
	16 T6	16 T6	Ref		16 T6	A2	
	17 Sp1	17			17		
	18 Sp2	18			18		
	19 A1	19			19		
	20 A2	20			20		

（中列标签：标准导联编制；右列标签：传统导联编制）

图 3-19　16 导的标准数据源设置图

设置成功以后的导联（图 3-20）和标准 10-20 系统的是一样的，在软件内部导联图示中，我们可以观察到各个导联的位置信息，也可以用此方法来确认导联设置是否正确。

由图 3-20 可以看出，设置完成的导联比标准 10-20 导联多出 A1、A2 两个参考电极。SP1、SP2、A1、A2 为扩展导联，其中 SP1、SP2 为蝶骨电极。本节使用的 16 导共由 19 个电极导联组成，分为左脑 8 个导联、右脑 8 个导联、1 个接地电极和 2 个耳垂参考电极。

进入脑电采集界面，左侧状态栏有走纸速度、EEG 灵敏度、时间常数、EEG 陷波等多个设置参数。通常设置走纸速度为 1.0 cm/s、时间常数为 0.03 s、低

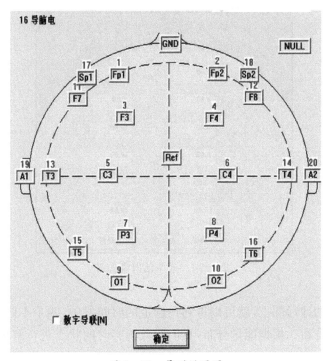

图 3-20 导联设置图

通滤波 30 Hz、陷波 50 Hz、波形灵敏度为 50 mV/cm。人体的脑电波范围是 0~30 Hz,滤除 30 Hz 以上的波形,以便数据处理。时间常数可用于滤除慢波干扰,因此可起稳定描述波形基线的作用,使波形更平稳,时间常数越大,波形幅度越小;但同时对于慢波较多或低波幅的患者,加此滤波可能会使波形趋向于直线,不易做诊断,本节选用时间常数为 0.03 s。用户在使用无线蓝牙方式传输数据时,可以不使用陷波功能。

软件带有监视和记录功能。点击监测就可以看到实时的脑电信号波形,可用在记录之前来确认脑电信号初始状态是否正常。当按下记录之后,才真正开始采集脑电信号,计算机会将这段过程记录下来。

最后,使用软件自带的脑地形图来对实验数据进行分析。脑地形图,顾名思义就是一个可以具象化各波在大脑上每个部分能量值的大小,可以很直观地了解到人脑所处的状态。地形图具体操作为:回放监测到的实验,选择需要分析的一段时间(1~5 s),再点击进入地形图界面,设置 δ 波、θ 波、α 波和 β 波的频率范围(图 3-21),就可以得到各节律分布脑地形图。

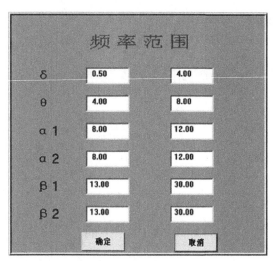

图 3-21　频率范围设置图

从导出的地形图上,就可以得到在选定的时间段中,四个不同频率波在人脑中的能量分布。根据能量分布,我们对人脑实时的状态进行解析,判断疲劳程度。

3.3.3　脑电信号的频率(谱)特征提取

在经过信号调理通过增强最相关特征或消除伪迹完成信号优化之后,接下来是测量或提取要选择的特征[61]。很多脑活动表现为连续幅值调制和频率调制的波动。因此,在频率域中精确地追踪这些变化通常很有优势。虽然傅里叶变换是把信号从时域转换到频域时最常用的方法,但是还有其他几种可选方法,并且这些方法的特性对于某些给定的特殊限制或特殊目的很有效[62]。这些方法包括频带功率、快速傅里叶变换(FFT)和自回归(AR)模型等。

1) 频带功率

频带功率是先利用带通滤波器对信号进行滤波来隔离出有用的频率[63],产生大部分的正弦波信号。然后,信号通过平方或计算绝对值进行整波来产生纯粹的正值。最后,把相邻的峰值通过融合或低通滤波平滑到一起。当需要对多个频带进行追踪时,通常优先使用基于 FFT 或 AR 方法,而不是使用多通带滤波器,来计算每个输出的频带功率。

2) 快速傅里叶变换

FFT 是离散傅里叶变换的高效实施方法,以采样率/FFT 点数的频率分辨率描述数字信号的频谱。FFT 是一个简单而有效的方法,被其他频谱分析方法作为比较的基线方法。

我们引出疲劳的各种测评方法,选用频率(谱)分析方法,对脑电连续信号进行特征提取。BCI 系统在脑电信号特征提取后需要选用合适的转换算法[64]。因此,基于 EEG 信号设计出的运动性疲劳检测方法可用于后面的实验。

3.3.4　实验测试数据处理

基于 EEG 信号的 BCI 系统通过电极导联和蓝牙通信将采集到的脑电信号传至计算机,计算机记录下实验需要的脑电信号后通过回放对实验数据进行整合,最终用于实验分析。

本次实验数据处理采用 Excel 来整合各个导联。软件数据导出包括四个波的能量值和所占能量百分比,需要单独整理某个导联的数据进行分析。图 3 - 22 是在 Excel 中整理的数据总表格。

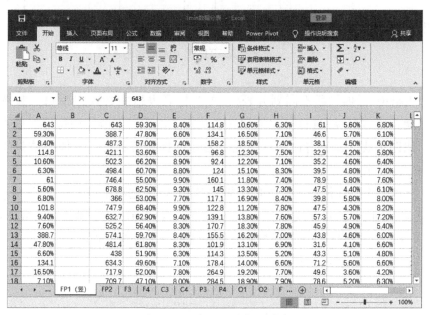

图 3 - 22　整理后的数据总表

在 Excel 中将所有数据都整理完之后，将数据导入 MATLAB 进行曲线拟合。本次研究使用的 MATLAB 版本为 R2016a。拟合主要用到 MATLAB 自带的 Curve Fitting 功能。Curve Fitting 可以帮助我们交互式地将曲线和曲面与数据和视图相拟合。在开始前，我们需要先将整理完的 Excel 表格通过数据导入 MATLAB 表格中，如图 3-23 所示。

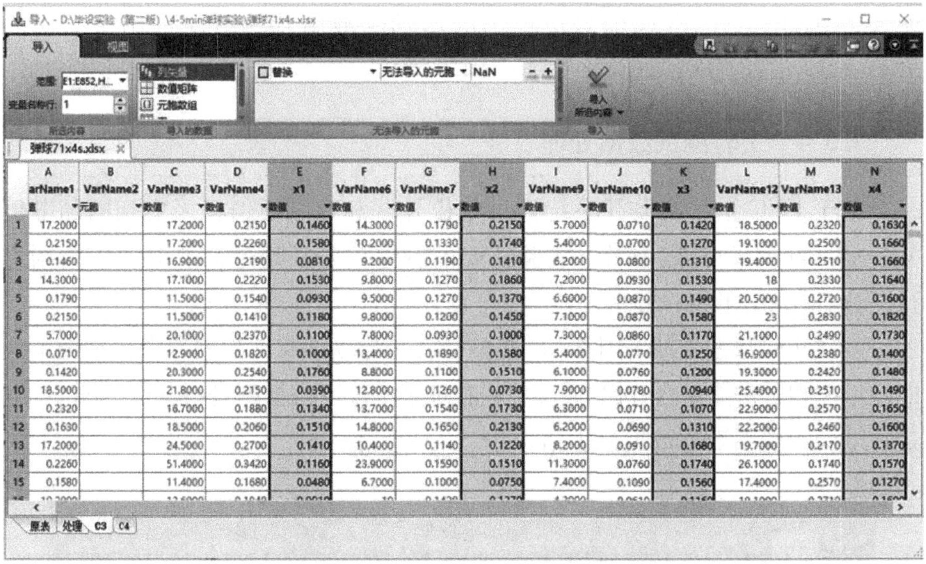

图 3-23　导入 MATLAB 后的数据总表

表格中，根据导联不同划分表格，每个导联表格中必须包括每个频率波形的能量值、每导能量百分比值和导联间能量占比。本节使用每导能量百分比对比四个波形能量占比来评估受试者运动性疲劳状态。具体参数设置如图 3-24 所示。

具体操作过程是：在主菜单中选择"应用程序"选项下的 Curve Fitting 进入。本节选用多项式曲线拟合（polynomial curve fitting）处理分散的数据，其中 Degree 参数选择 2，代表让拟合后的曲线适应二次多项式。

多项式拟合公式如下：

$$f(x; w) = w_0 + w_1 x^1 + w_2 x^2 + \cdots + w_M x^M = \sum_{i=0}^{M} (w_i x^i) \quad (3-2)$$

式中，M 为多项式的阶。多项式拟合过程中，总数据量不多的话，拟合选择的

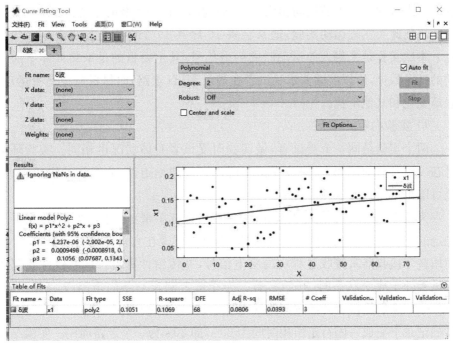

图 3 - 24　MATLAB 内基础设置

阶数也不宜过多,否则容易曲线过拟合。

对于二维数据而言,数学模型表达式如下:

$$\widetilde{y}(x,w) = w_0 + w_1 x_1 + w_2 x_2 \tag{3-3}$$

在生成拟合曲线的同时,左下侧会导出本次拟合的数据处理过程和结果。在 MATLAB 中处理完 Excel 中的数据,保存四个波形拟合曲线的截图,就可以对其进行分析处理了。

3.3.5　实验 1:走路实验

从襁褓中的婴儿到能够独立生存的成年人,人的成长是一个学习的过程。越是早学会的技能越是能融入生活中难以被察觉,如说话和走路等。走路主要涉及的是人类下肢的运动,也会伴随着手部的前后摆动。本实验是研究人在走路过程中产生的运动性疲劳,预计实验持续的时间为 5 min。但是由于人体下肢距离人脑较远,走路时腿部抬起的幅度很小,所以走路这个运动对于采集到的脑电信号可能影响并不会特别大。脑电采集之后数据处理得到的结果可能会不尽人意。也就是说,距离脑部越近,采集到的脑电信号波动越大,越容易看出规律。和下肢运动相比,脸部肌肉的动作和上肢的运动会更加明显。

采集此类实际运动实验,通常会将 16 导共 19 个电极全部带上来采集脑电。本次实验是采集人体运动时的脑电信号,其主要目的是采集人体下肢运动的脑电数据,所以实验要求受试者在进行测试(走路)时尽量避免上身运动、表情变化和其他干扰。

1) 实验内容

两个实验是同一个受试者,做实验时受试者身体状况也相同。实验环境是在一个安静的房间中,保证受试者可以有规律地走路,光线和通风正常,其他可能干扰的电器电源都切断。

头戴 16 导导联脑电帽的受试者,需要自己双手拿着脑电放大器,维持舒服稳定的姿势。由于此实验为走路实验,需要受试者在大范围内走动,所以必须使用蓝牙接收器来接收过程中的脑电信号,并传给计算机。脑电软件监测到受试者处于放松状态时,开始实验。为受试者圈定一条固定路线,在接收到“嘀——”声后受试者开始按照路线匀速走动,整个过程持续 5 min。实验中用秒表记录下完成一圈行走所用时间为 20 s,即 20 s 为一个走路周期。实验结束后,所有导联的数据都被记录在计算机中,以便数据处理。

2) 数据处理

走路实验采用 19 个导联全部连接来测量脑电信号,可以通过脑地形图非常直观地看到能量在各个脑部分中的变化,图 3-25 是走路实验中三张脑地形

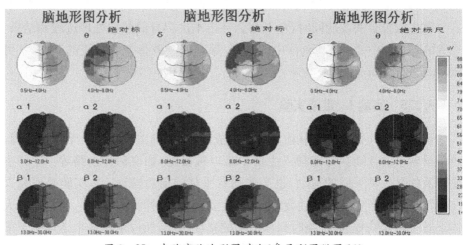

图 3-25　走路实验地形图对比(参见彩图附图 13)

图的图片,选取的总导出时间都是为 5 s,三个分区相隔近 30 s。

从图 3-25 中可以看出,基于当时受试者身体状态及其他因素限制,时间的长短对于 α 波、β 波来说变化并不明显,从 δ 波、θ 波的能量分布可以很明显看出增大蔓延趋势,说明随着时间变化,人渐渐开始疲劳。通过对脑地形图的观察,我们发现左脑 C3 导联位于能量变化的集中区,它的位置非常适合用于观察人疲劳程度的变化,所以我们取 C3 导联做分析。

走路实验持续 5 min,实验过程连续不间断。我们取这 5 min 数据,每秒一导各波所占能量百分比,一共导入 Excel 中 C3 导联 300 个数据。将 300 个数据整合导入 MATLAB 进行分析。因数据量较大选择三项式进行拟合,曲线拟合公式如下:

$$f(x) = p_1 x^3 + p_2 x^2 + p_3 x^1 + p_4 \qquad (3-4)$$

式中,p_1、p_2、p_3、p_4 值由 MATLAB 内部运算得出,x 为对应的 300 组数据值。走路实验 C3 导联各波能量占比拟合曲线如图 3-26 所示。

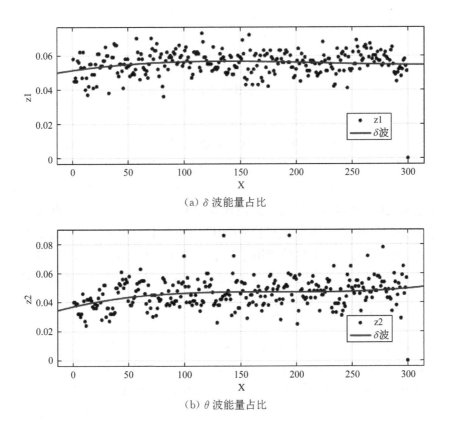

(a) δ 波能量占比

(b) θ 波能量占比

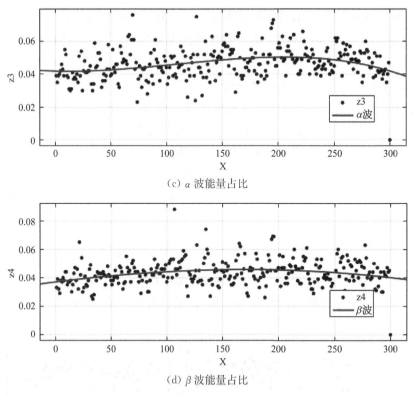

(c) α 波能量占比

(d) β 波能量占比

图 3-26　各波能量占比拟合曲线

由以上拟合曲线可以看出，虽然脑电地形图显示 C3 是一个变化明显的导联，但是各个波形曲线的变化趋势仍然并不明显。δ 波能量占比的初始数值是很大的，其次是 α 波和 β 波。θ 波虽然初始能量占比并不多，但是它是四个波形中趋势最明显的波形，说明 θ 波占比在不断增大。δ 波的拟合曲线平缓往上，β 波曲线保持稳定，而 α 波拟合曲线在 250 s 后有一个非常明显的下坡。综上所述，短时间的走路实验较难用于运动性疲劳分析，运动量较小，如需观察较明显趋势，则需要选取更长时间的行走实验或换成运动消耗更大的实验。

3.3.6　实验 2：蹲起实验

蹲起实验也是一个下肢运动实验，实验中要求受试者双手平行前举脑电放大盒，然后做下蹲动作。蹲起动作会让人体力消耗得特别快速，所以受试者蹲起的节奏应较慢，维持慢速且规律的蹲起动作。和同为下肢实验的走路相比，设计蹲起实验的持续时间应控制在 1~2 min，避免过多体能消耗导致脑电信号受影响。

蹲起实验也采取 16 导方法检测脑电,蹲起的幅度比行走大太多,体力消耗也非常大,所以很难把握受试者实时的身体状态。蹲起实验的实验过程也应以视频的方式记录下来。

1) 实验内容

实验 2 是在完成实验 1 后,受试者经过近 15 min 的休息之后测试的。受试者主观疲劳判断是已经消除了实验 1 带来的疲劳感,但是初始脑电信号相对实验 1 放松状态下的脑电信号上下浮动更大,说明受试者可能累积了实验 1 行走实验中一部分的疲劳。

通过软件监视受试者的脑电波形,在其保持平稳约 30 s 后发出实验开始指令,受试者接收到指令并开始蹲起运动。测试时,受试者手臂必须保持平举。整个实验过程用摄像机录制下来,实验时也可明显观察到蹲起动作,随着时间变长会逐渐变慢,但是由于初始蹲起速度较慢,始末蹲起的速度偏差很小,也可忽略不计。

2) 数据处理

在将导联数据整理进 Excel 中时,由于蹲起实验是在走路实验仅休息 15 min 后进行的,实验数据相较行走时有较大的偏差,数据带有上一个实验的遗留疲劳。和实验 1 相同,我们选取 C3 导联数据做分析。同样是每秒一导出,共 70 组数据。为了减少偏差值,在 MATLAB 中选用一项式拟合画出曲线,拟合公式如下:

$$f(x) = p_1 \cdot x + p_2 \tag{3-5}$$

式中,p_1、p_2 值由 MATLAB 内部运算得出;x 为对应的 70 组数据值。蹲起实验 C3 导联各波能量占比拟合曲线,如图 3 - 27 所示。

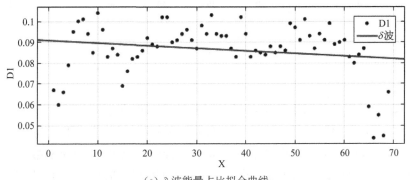

(a) δ 波能量占比拟合曲线

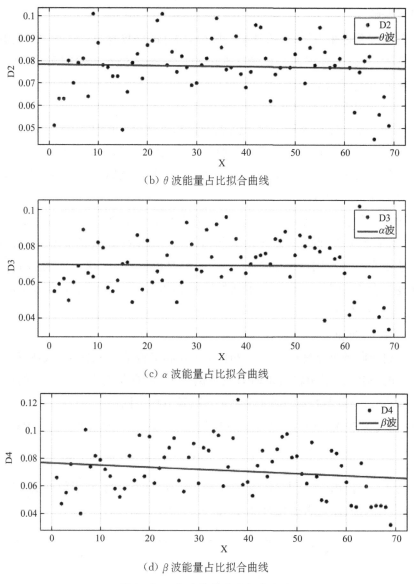

（b）θ 波能量占比拟合曲线

（c）α 波能量占比拟合曲线

（d）β 波能量占比拟合曲线

图 3 - 27　各波能量占比拟合曲线

　　取 C3 导联进行数据分析，MATLAB 拟合后的曲线难以看出规律。如图 3 - 27 所示，C3 导联记录分区的 δ 波能量较为分散，但总体为下降趋势；θ 波数据更为分散，拟合出的曲线接近持平；α 波拟合曲线也平缓，但是从数值分布来看未来可能会持续下降；β 波下降趋势明显且能量比值较为集中。综上所述，实验数据未达到实验预期的明显变化,数据极其分散,可能由于一切外界因素(幅度较大导致放大器采集到的信号失真)干扰了采集。

通过实验 1 和实验 2,受试者运动量较大或运动时动作幅度较大的时候,最终采集到的脑电信号得出的四个波能量占比数据会处于较为分散的状态。如果数据分散,则代表此信号需要更深层滤波或算法上的处理,所以 MATLAB 做出的拟合曲线就较难看出趋势变化。由于疲劳具有累积性,连续安排两个实验的话,很难保证第二个实验不受到影响。各个设计实验时间基本在 10 min 之内,α 波能量占比在精神集中时会上升,β 波能量占比在兴奋状态时也会上升,θ 波有些不稳定[65]。在进行数据分析和处理时,我们发现 δ 波是最能代表受试者脑疲劳、运动性疲劳程度的波形,从能量占比上升趋势看出脑疲劳产生快慢。

3.4　本章小结

本章通过 Kinect 视觉系统和脑电信号对人体数据进行采集,建立外骨骼传感系统,重点是人体数据采集的实验设计。其中,针对脑电疲劳研究设计了两个相关实验:蹲起实验和走路实验。每个实验都分析了 α 波、θ 波、β 波和 δ 波的瞬时能量占比,进而了解实验时受试者的脑疲劳状态。最终发现 θ 波和 δ 波的能量占比趋势能直观看出受试者的疲劳程度,也能更好地分析疲劳变化趋势。实验部分的采集设备容易受到噪声等外在因素的影响,通过对脑电信号预处理提取到的脑电特征,数据浮动明显,需要降低噪声对脑电信号的干扰,从而更好地完成运动检测。

第4章

hapter 4

遗传算法的下肢外骨骼
步态轨迹规划

步行运动是类人双足机器人最主要的运动能力。双足机器人的步行运动分析离不开机器人的动力学模型。经过研究人员多年研究，得出了许多针对不同自由度配置/结构配置的双足机器人动力学模型，也给出了相应的轨迹规划方法。但是，由于双足机器人具有自由度多（通常8个以上）和移动运动（不像工业机械手那样，一般是在固定工位上）特点，故双足机器人的运动学及动力学模型需要大量的公式推导和复杂运算，给科研人员及计算机都带来了巨大的运算负担。

另外，由于结构差异，适用于某一种结构配置的双足机器人步态轨迹很大程度上是无法应用于其他结构双足机器人上的。因此，本章利用遗传基因算法，针对6个自由度双足机器人，提出了一种适用于下肢外骨骼人机耦合模型的离线优化步态轨迹方法，避免了复杂的动力学模型建立过程。

4.1　下肢外骨骼虚拟原型设计及其数学模型

由于下肢外骨骼是一个复杂的机电一体化系统，其运动学和动力学问题是决定下肢外骨骼控制系统设计的关键点。下肢外骨骼的运动学决定了各部分零件之间的运动关系，如正运动学通过下肢髋、膝、踝关节的角度轨迹来计算脚部及躯干的位置轨迹，逆运动学通过给定的躯干及脚部位置轨迹来计算各关节的角度轨迹信息。下肢外骨骼机器人运动学模型的建立是后期运动控制系统搭建的主要依据。

4.1.1　6个自由度人体单腿生物学模型

人体下肢由2条腿构成，腰部连接着2条腿，每条腿由大腿、小腿、足部组成。本节建立6个自由度的下肢外骨骼，其中，腰部与大腿之间通过3个自由度的髋关节相连，大腿与小腿之间通过1个自由度的膝关节相连，而小腿与足部通过2个自由度的踝关节相连。本节的步态轨迹规划中可以忽略脚趾与脚掌之间的 1 个自由度。因此,整体下肢外骨骼主要由 2 条腿的 12 个自由度构成。

　　由于人体下肢的动作是周期性变化的,通常情况下,人体行走步态一般采用一个步态周期来描述,整个行走过程是多个近似相同步态周期的连续衔接。对一条腿而言,一个完整的步态周期可以分为支撑相和摇摆相,如图 4-1 所示。图中动态模型描述了在一个步态周期内不同相位之间步态动作的变化。

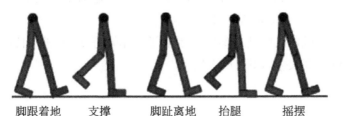

脚跟着地　　支撑　　脚趾离地　抬腿　　摇摆

图 4-1　支撑相(左三)和摇摆相(右二)

4.1.2　下肢外骨骼模型

　　在沿着直线向前行走运动过程中,下肢双足机器人主要可以用 7 连杆构成的 6 个自由度机器人连杆链来描述其运动学,并进行分析。其中,7 连杆模型是由腰部 1 个连杆、左右大腿 2 个连杆、左右小腿 2 个连杆、左右脚掌 2 个连杆构成的简化模型,如图 4-2 所示。

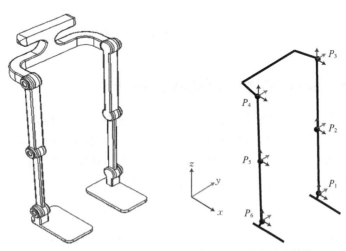

（a）下肢双足机器人模型　　（b）下肢双足机器人自由度结构配置示意图

图 4-2　连杆构成

根据以上机器人自由度配置分析及尺寸参数,利用 CATIA 三维建模软件建立机器人模型,之后将各连杆模型导出为 STP 格式,并将模型导入 MATLAB Simulink/SimMechanics 环境下,建立运动学和动力学仿真的虚拟原型,如图 4 - 2a 所示。为了能够使仿真效果更接近真实的运动环境,需要分别为各个连杆模型添加质量、惯性等属性;同时,在连杆结合的位置添加上旋转副运动关节,用以驱动下肢机器人的运动,根据运动副所在位置建立局部坐标系 P_i ($i = 1 \sim 6$),如图 4 - 2b 所示。

下肢双足机器人的基本参数包括腰部连杆的跨度、大腿杆长度、小腿杆长度及脚掌的长度尺寸,如图 4 - 3 所示。

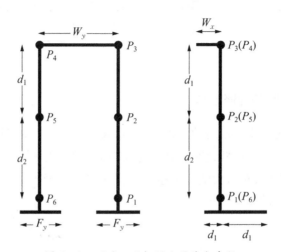

图 4 - 3　下肢双足机器人的基本参数

4.1.3　运动学模型及六点步态轨迹描述法

正运动学是用来描述和获得机构在某一个给定的关节输入变量下的位姿信息的。正运动学可以根据 Denavit-Hartenberg 理论,不同坐标系之间的坐标信息可以利用 4×4 的齐次变换矩阵建立联系。从第 i 个坐标系到第 $i + 1$ 个坐标系之间的变换可以通过以下变换矩阵获得:

$$_{i+1}^{i}T = \begin{bmatrix} \cos\theta_i & -\sin\theta_i & 0 & \alpha_{i-1} \\ \sin\theta_i\cos\alpha_{i-1} & \cos\theta_i\cos\alpha_{i-1} & -\sin\alpha_{i-1} & -d_i\sin\alpha_{i-1} \\ \sin\theta_i\cos\alpha_{i-1} & \cos\theta_i\sin\alpha_{i-1} & \cos\alpha_{i-1} & -d_i\cos\alpha_{i-1} \\ 0 & 0 & 0 & 1 \end{bmatrix} \quad (4 - 1)$$

由于步行运动的周期性及双足的对称性,我们做以下假设:

(1)步态运动呈现出周期性的趋势,左右腿的步态轨迹可以分别视为单条腿的步态轨迹在滞后/超前半个步态周期下的共同作用,换句话说,左右腿所使用的步态轨迹是相同的,只不过是一条腿滞后另一条腿半个步态周期的表现。

(2)选取步态周期中的 6 个位置,作为描述步态轨迹的一个简易方法,其中这 6 个状态是等间距选取在一个步态周期中的。每个状态下,相应地都有 3 个驱动关节(髋关节、膝关节、踝关节)的位置信息。因此,一个步态周期可以采用 $3 \times 6 = 18$ 个关节位置变量作为运动轨迹。

考虑到运动关节的角度、角速度、角加速度在实际应用中具有连续性的特点,需要对上述六点法轨迹规划得到的一个步态周期中的 6 个关节角度进行多项式拟合处理,使得角度关节轨迹满足二阶可导。这里采用的是三次样条拟合。

三次样条拟合函数公式如下:

$$U(t) = a_0 + a_1 t + a_2 t^2 + a_3 t^3 \qquad (4-2)$$

六点法轨迹的分段三次样条插值边界条件如下:

$$U(0) = u_0; \ U(t_f) = u_f \qquad (4-3)$$

4.2　遗传基因优化算法

遗传基因算法是一种启发式搜索优化方法,被广泛应用于各种优化问题中,是进化算法中的一种。进化算法是借鉴了进化生物学中的遗传、突变、自然选择及杂交等现象发展而来的。对于一个最优化问题,一定数量的候选解可以抽象表示为染色体,使种群向着更好的解进化,进化从完全随机个体的种群开始,之后迭代发生。每一代中评价整个种群的适应度,从当前种群中基于它们的适应度随机地选择多个个体,通过自然选择和突变产生新的生命种群,进行迭代。在双足机器人步态轨迹优化问题上,利用遗传算法这一个寻找最优解的方法,可以有效地代替复杂的数学公式进行分析解算。一般可按照下述步骤构造求解该问题的遗传算法:

(1)确定待优化的变量及其各种约束条件。

(2)确定表示可行解的编码和解码方法。

（3）确定个体适应度的量化评价方法。

（4）设计遗传算法程序，确定遗传、变异、交叉等基因操作方法。

4.2.1　关节轨迹优化

经过以上对六点法步态轨迹的分析，下肢每一个关节轨迹在步态周期中都将用 $3 \times 6 = 18$ 个关节角度位置来表示，因此优化变量的取值范围需要根据单腿下肢的 3 个关节（髋关节、膝关节、踝关节）在生理学上的极限角度来限定下肢机器人的关节角度变量。各个关节在运动生理学上存在着极限角度，髋关节、膝关节、踝关节的参数约束参见表 4-1。

表 4-1　关节在运动生理学上存在着极限角度

关节	关节运动	运动范围/(°)
髋关节	屈伸	上限 45
		下限 -45
膝关节	屈伸	上限 90
		下限 0
踝关节	屈伸	上限 30
		下限 -30

4.2.2　优化评估方程

对于双足机器人系统，步态轨迹的一个评估方法是能否让双足机器人稳定行走，常用的方法是利用动力学方程，根据设计好的步态轨迹求解出每个时刻下对应的零力矩点，然后判断零力矩点是否位于脚掌内部，来决定是否采用上一次规划好的步态轨迹。我们采用的是仿真模拟运行步态轨迹的方法，通过设置仿真结束条件来判断步态轨迹能否正常运用在下肢双足机器人上，如仿真机器人躯干高度是否低于参考地面的高度、能否完成 10 个步态周期等条件。

一方面，稳定有效的步态轨迹意味着下肢双足机器人能够在经过多个步态周期之后依然能够稳定地行走，同时给双足机器人定义了一个行走速度更快的目标。为优化参数，根据以上两个优化目标添加一个奖励评估函数：

$$\text{PositiveReward} = X_{\text{end}}^2 \cdot t_{\text{end}} \tag{4-4}$$

式中　X_{end} 与 t_{end}——分别表示在触发仿真结束条件时,仿真模型在前进方向
上运动的距离及行走的时间。

另一方面,考虑到遗传算法产生的个体(步态轨迹)可能会产生波动的效果,步态轨迹导致机器人的关节会出现多次弯折,而这与机器人的步态轨迹拟人的特点是相违背的。因此这里为优化目标添加一个惩罚评估函数:

$$\text{NegativeReward} = N_{\text{flip}} \tag{4-5}$$

式中　N_{flip}——表示步态轨迹中斜率的正负符号发生变动的次数。

因此,遗传基因算法中的评估方程由以上一个奖励评估函数[式(4-4)]和一个惩罚评估函数[式(4-5)]构成:

$$\text{Fitness Function} = \text{PositiveReward} / \text{NegativeReward} \tag{4-6}$$

每一次迭代过程中,都将以最大化奖励评估函数和最小化惩罚评估函数为优化目标,对遗传算法产生的关节变量候选解进行交配、突变、遗传操作,以获得更接近优化目标的解,供下一次迭代优化。

4.2.3　遗传基因算法设计

遗传基因算法的参数见表4-2,遗传算法的流程如图4-4所示。

表4-2　遗传基因算法的参数

参数	值
染色体大小(变量个数)	18
染色体编码方式	0/1 二进制点位字符串
种群数量	100
迭代次数	50
变异率	0.1
交叉率	0.8
交叉方式	单点位交叉
适应性方程	式(4-6)

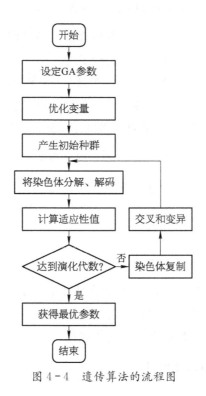

图 4-4 遗传算法的流程图

4.3 仿真实验及结果分析

借助 MATLAB/中的 genetic algorithm for function optimization 工具箱，对双足机器人稳定步态的优化问题进行了仿真实验。在 Simulink 模块下的 SimMechanic 工具箱中，建立了如图 4-2 描述的下肢双足机器人的仿真模型。仿真运行固定步长为 0.001 s。图 4-5 表示了优化目标（关节轨迹）的个体适应性趋势。

最终，经过遗传基因算法优化的步态轨迹，如图 4-6 所示。在步态周期为 0.8 s 的步态轨迹，参数被限制在表 4-1 生理学关节极限内的同时，波动的次数也不多。图 4-7 展示了优化得到的步态轨迹的动画效果，可以看出遗传基因算法在离线步态轨迹优化中可以起到一定的作用。

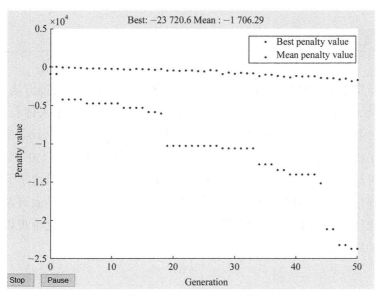

图 4 - 5　个体适应性趋势

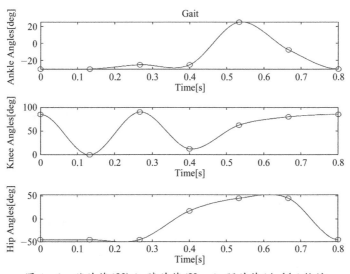

图 4 - 6　髋关节（Hip）、膝关节（Knee）、踝关节（Ankle）轨迹

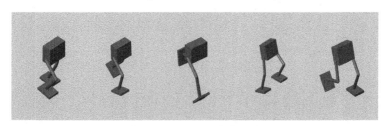

图 4 - 7　优化的步态轨迹

4.4　本章小结

本章提出了一种适用双足机器人结构的离线优化步态轨迹方法，避免了复杂的动力学模型建立过程。首先，经过六点步态法，分析了人体行走过程；利用遗传基因算法，以稳定行走和单位时间内的行走距离作为目标，生成用于驱动双足机器人运动的 6 个关节位置，并利用三次样条曲线拟合关节轨迹以得到二阶可导的关节轨迹。其次，在 MATLAB/Simulink 仿真模块下完成个体适应性评估，经过迭代得到优化步态轨迹。最后，通过分析在仿真环境下的优化步态轨迹规划结果，得出遗传基因算法在离线步态轨迹优化中可以起到一定作用的结论。

混联下肢外骨骼人机运动匹配

设计合理的下肢外骨骼构型是实现人机协同运动的重要基础。目前典型的下肢外骨骼大多只在矢状面内运动（即前后方向运动），不能实现外展-内收和外旋-内旋两个方向的主动驱动。比较成熟的商用下肢外骨骼（如日本的HAL[16]）只在矢状面上提供主动助力，其他方向为被动自由度，不适用于室外等复杂空间的助力。对于无法控制大腿运动的下肢瘫痪患者来说，被动自由更是无法发挥作用。为此，本章提出了基于混联机构的"仿人型"下肢外骨骼构型。该混联下肢外骨骼具有 20 个自由度，其中盆骨为 6 个自由度，单腿为3SPS+1SPS+3SPS 的混联机构，可驱动髋关节和踝关节进行屈-伸、外展-内收和外旋-内旋运动，以及膝关节的屈-伸运动。该仿人型混联下肢外骨骼能够完全模拟下肢的正常行走，达到与佩戴者下肢步态精确匹配的目的。

本章首先从解剖学角度出发，分析了人体下肢各关节构造及其运动特性，为仿人型下肢外骨骼的构型设计奠定基础。然后介绍了仿人型下肢外骨骼模型的具体构型，并建立了以髋关节为动平台的 6SPS 并联机构的运动学模型。最后以混联下肢外骨骼模型髋关节为对象，结合步态捕捉实验结果，分析了混联下肢外骨骼模型在髋关节处的步态匹配效果。

5.1 人体下肢行走机理分析

5.1.1 人体基本切面和基本轴

在描述人体关节的运动特性之前，需要借助解剖学中对人体的方位坐标和参考平面的定义[66]。图 5-1 是解剖学上常用的三个人体基本切面和三个基本轴[67]。

矢状面（sagittal plane）：沿着人体前后方向将人体分为左右两部分的纵切面。

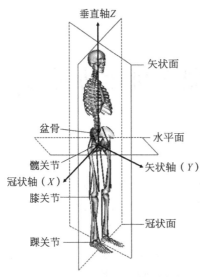

图 5-1　人体基本切面和基本轴

冠状面（coronal plane）：沿着人体左右方向将人体分为前后两部分的纵切面，该平面又称额状面（frontal plane）。

水平面（horizontal plane）：将人体分为上下两部分的水平面，又称为横切面。

矢状轴（sagittal axis）：水平面和矢状面的交线，沿着前后方向的水平轴，垂直通过冠状面。

冠状轴（coronal axis）：水平面和冠状面的交线，沿着左右方向的水平轴，垂直通过矢状面，又称横轴。

垂直轴（vertical axis）：矢状面和冠状面的交线，沿着上下方向的垂直轴，垂直通过水平面。

人体下肢各关节作为骨骼连接的枢纽，不管各关节结构如何复杂，它们的基本运动形式都是绕各个轴的转动。根据转动轴的不同，运动形式可以分为屈-伸、外展-内收和外旋-内旋[68]。屈-伸运动是绕冠状轴（X 轴）的转动，屈-伸角也被定义为俯仰角（pitch）。外展-内收运动是绕矢状轴（Y 轴）的转动，外展-内收角也被定义为翻滚角（roll）。外旋-内旋运动是绕垂直轴（Z 轴）的转动，外旋-内旋角也被定义为偏航角（yaw）。

5.1.2　人体下肢关节结构及运动特性

人体下肢由髋、膝和踝关节组成，各关节的结构特征决定了其运动特性，即所拥有的自由度。人体髋关节主要由股骨头、髋臼、关节囊、韧带、肌肉群等组成[69]，如图 5-2 所示。髋关节上股骨头韧带和耻骨韧带共同作用（绷紧或松弛）以保证髋关节屈-伸、内收-外展、内旋-外旋运动的平稳性，并且约束股骨的极限运动范围。髋关节运动形式等价于机构学中的球面并联机构。

人体膝关节由髌骨、股骨远端和胫骨近

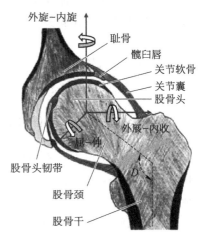

图 5-2　髋关节结构及运动形式

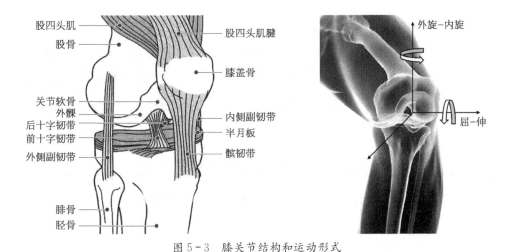

图 5-3　膝关节结构和运动形式

端三部分构成,如图 5-3 所示,是人体结构中最复杂且运动最频繁的关节。膝关节属于典型的滑膜关节,在屈-伸运动时存在一定的内旋-外旋和内翻-外翻的运动。正常膝关节的屈-伸角度可达到 135°,而过伸角度范围仅为 5°~10°;在水平轴面,只有约 3°的绕垂直轴的内、外旋转,此外,还有极小范围的绕矢状轴的内收-外展运动[70]。由于膝关节内收-外展和内旋-外旋角度过于微小,通常情况下认为膝关节只有 1 个屈-伸自由度。

　　人体踝关节的组成如图 5-4 所示,包括胫骨、腓骨下端及距骨上关节。踝关节与距骨下关节统称踝部关节[71-72]。踝关节的运动可简化为绕 3 个两两正交轴的转动。踝关节的运动形式主要有背伸/趾屈、内翻/外翻、内旋/外旋。

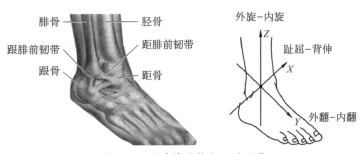

图 5-4　踝关节结构和运动形式

　　综上所述,人体下肢髋关节具有 3 个自由度,分别是屈-伸(pitch)、内收-外展(roll)、内旋-外旋(yaw);膝关节具有 1 个自由度,即屈-伸(pitch);踝关节具有 3 个自由度,分别是趾屈-背伸(也作屈-伸,pitch)、外翻-内翻(也作外展-

内收,roll)、外旋-内旋运动(yaw)。

　　各关节的转动受到人体下肢结构的限制,都有其极限运动范围,各关节的极限运动范围见表 5-1[73]。在下肢外骨骼的关节设计中既要能够达到各种运动状态下所需要的角度,外骨骼的可达关节角度又不能超出正常人体关节的最大运动范围,否则容易造成关节损伤,发生危险。

表 5-1　下肢关节旋转轴及极限运动范围

关节	关节运动	运动轴	运动平面	极限运动范围/(°)
髋关节	屈	冠状轴	矢状面	120～135
	伸			10～20
	外展	矢状轴	冠状面	45
	内收			30
	内旋	垂直轴	水平面	40～45
	外旋			45～50
膝关节	屈	冠状轴	矢状面	135～140
	伸			0
	内旋	垂直轴	水平面	5
	外旋			5
踝关节	趾屈	冠状轴	矢状面	40～50
	背伸			20～28
	外翻	矢状轴	冠状面	20
	内翻			40
	内旋	垂直轴	水平面	15
	外旋			50

5.1.3　人体下肢肌肉-骨骼模型

　　人体下肢物理模型一般采用肌肉-骨骼模型(以下简称"肌骨模型"),骨骼等效为刚体,肌肉则等效为非线性柔性体。如果包裹表面与肌肉路径之间产生的包裹点的位置已知,则肌肉的路径也可以通过插值来逼近[74]。下肢肌骨模型及其简化的物理模型(希尔模型)参见本书图 2-4。

肌肉长度满足如下关系式:

$$l^{\mathrm{MT}} = l^{\mathrm{T}} + l^{\mathrm{M}}\cos\alpha \qquad (5-1)$$

式中　l^{MT}——肌肉肌腱长度;

　　　l^{T}——肌腱长度;

　　　l^{M}——标准肌纤维长度;

　　　α——羽状角。

肌纤维长度规划处理如下:

$$L^{\mathrm{M}} = \frac{l^{\mathrm{M}}}{L_{\mathrm{CEopt}}} \qquad (5-2)$$

式中,L_{CEopt} 是理想肌肉纤维长度,即肌肉处于最大等长收缩时的长度。在骨骼肌中,肌腱的长度即肌腹的两端与骨骼连接部分的长度之和。通常在肌肉收缩、舒张的过程中,认为两端肌腹的公垂线之间的距离保持不变,即肌腹的厚度(H)保持不变;在最优情况下肌纤维的长度为 L_{CEopt},通常羽状角取值较小,如肱二头肌长头羽状角在关节运动的过程中一般取值为 $0°$。运动中某一时刻肌纤维的长度为 l^{M},羽状角为 α,它们之间的数学关系为

$$l^{\mathrm{M}}\sin\alpha = L_{\mathrm{CEopt}}\sin\alpha = H \qquad (5-3)$$

由上式可得肌纤维肌腱的速度方程:

$$v_{\mathrm{M-T}} = v_{\mathrm{T}} + v_{\mathrm{CE}}\cos\alpha - l^{\mathrm{M}}\omega\sin\alpha \qquad (5-4)$$

式中　v_{CE}——肌纤维收缩速度;

　　　v_{T}——肌腱收缩速度;

　　　ω——羽状角角速度变化。

OpenSim 作为人体肌肉骨骼建模仿真软件,其源代码中定义了路径缠绕、路径执行器、路径点等多个类函数,可实现骨骼表面肌肉缠绕的运动学和动力学建模及仿真[75]。

5.2　基于混联机构的仿人型下肢外骨骼构型

5.2.1　混联下肢外骨骼构型

本节基于"仿人型"的构型思想,对下肢外骨骼进行构型设计。为了协调

支撑腿和上半身的运动,下肢外骨骼的髋关节和踝关节必须分别设置 1 个外展-内收(roll)自由度;为了实现重心的转移,髋关节和踝关节的屈-伸(pitch)自由度是必不可少的。为了帮助身体达到它的目标位置,外骨骼有时必须转动,所以需要在髋关节和踝关节上设置 1 个内旋-外旋(yaw)自由度;膝关节设置 1 个屈-伸(pitch)自由度,可调节摆动腿的落地高度,使实现上下台阶等步态成为可能。为了平衡下肢的运动,达到仿生效果,盆骨需要设置至少 3 个自由度。综上所述,为了充分匹配下肢各关节在空间而非单一平面内的运动,本节提出了一种基于 6SPS+3SPS+1SPS+3SPS 混联机构的 20 个自由度仿人下肢外骨骼模型,单腿由 3SPS+1SPS+3SPS 混联机构组成,如图 5-5所示。

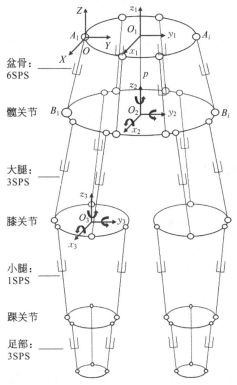

图 5-5　混联下肢外骨骼模型及其自由度配置

该混联下肢外骨骼模型采用 6SPS 并联机构模拟盆骨运动,对于单腿而言,在 6SPS 并联机构末端串联 3SPS 并联机构模拟大腿绕髋关节的运动,以实现髋关节屈-伸、外展-内收、外旋-内旋的主动助力。然后在 3SPS 并联机构末端串联一个 1SPS 串联机构,用于模拟小腿绕膝关节的运动,实现膝关节屈-伸运动的助力。在末端串联一个 3SPS 并联机构,用于提供足部绕踝关节屈-伸、外翻-内翻、外旋-内旋运动的助力。

5.2.2　混联外骨骼髋关节运动学模型

为了分析该混联下肢外骨骼与穿戴者下肢的人机运动匹配效果,首先根据混联下肢外骨骼及穿戴者下肢的耦合关系确定一个观测点。本章假定混联下肢外骨骼 6SPS 并联机构的上环固定于腰部,下环可动,通过改变 6 条腿的长度即可驱动下环运动。因此,选取 6SPS 并联机构下动环上的点 B_1 和步态捕捉实验中穿戴者髋关节处的标记点作为观测对象。

为此,建立 6SPS 并联机构的运动学模型。6SPS 并联机构的简化模型如图 5-5 所示,它由 1 个上定环、1 个下动环和 6 条腿(电缸)组成,每个电缸分别与上定环和下动环通过球面副连接。分别以上定中心点 O_1、下动环中心点 O_2 为坐标原点建立定环和动环坐标系。6SPS 并联机构单个电缸与定环和动环分别交于点 $A_i(i=1,\cdots,6)$ 和点 $B_i(i=1,\cdots,6)$。每条腿的长度 A_iB_i 定义为 $L_i(i=1,\cdots,6)$。

为了描述该机构的位置和姿态,定义动环坐标系 $O_2x_2y_2z_2$ 相对于定环坐标系 $O_1x_1y_1z_1$ 的平移向量和旋转矩阵分别为 $\boldsymbol{P}$ 和 $\boldsymbol{R}$。假设点 A_i 在定坐标系 $O_1x_1y_1z_1$ 中的坐标值为 $A_{ai}(a_{xi}, a_{yi}, 0)^{\mathrm{T}}$,点 B_i 在动坐标系 $O_2x_2y_2z_2$ 中的坐标值为 $B_{bi}(b_{xi}, b_{yi}, 0)^{\mathrm{T}}$。那么,动环坐标系 $O_2x_2y_2z_2$ 到定环坐标系 $O_1x_1y_1z_1$ 的变换矩阵可以表示为

$$\boldsymbol{R} = \begin{bmatrix} r_1 & r_4 & r_7 \\ r_2 & r_5 & r_8 \\ r_3 & r_6 & r_9 \end{bmatrix}$$

$$= \begin{bmatrix} \cos\gamma\cos\beta & -\sin\gamma\cos\alpha+\cos\gamma\sin\beta\sin\alpha & \sin\gamma\sin\alpha+\cos\gamma\sin\beta\cos\alpha \\ \sin\gamma\cos\beta & \cos\gamma\cos\alpha+\sin\gamma\sin\beta\sin\alpha & -\cos\gamma\sin\alpha+\sin\gamma\sin\beta\cos\alpha \\ -\sin\beta & \cos\beta\sin\alpha & \cos\beta\cos\alpha \end{bmatrix}$$

$$(5-5)$$

式中　α、β 和 γ——分别代表点 B_i 所在坐标系对于点 A_i 所在坐标系在 X、Y、Z 方向上的方向角。

由连杆的几何形状和计算关系可得

$$L_i^2 = (RB_{bi} - P - A_{ai})^T (RB_{bi} - P - A_{ai}) \quad (i = 1, 2, \cdots, 6) \quad (5-6)$$

由于旋转矩阵 **R** 与单位矩阵正交,则

$$r_1^2 + r_2^2 + r_3^2 - 1 = 0 \tag{5-7}$$

$$r_4^2 + r_5^2 + r_6^2 - 1 = 0 \tag{5-8}$$

$$r_1 r_4 + r_2 r_5 + r_3 r_6 = 0 \tag{5-9}$$

$$r_4 r_8 - r_5 r_7 - r_3 = 0 \tag{5-10}$$

$$r_2 r_7 - r_1 r_8 - r_6 = 0 \tag{5-11}$$

$$r_1 r_5 - r_2 r_4 - r_9 = 0 \tag{5-12}$$

该并联机构 6 条腿的长度决定了下动环的位置和姿态;反过来,给定动环在工作空间内的任意位置和姿态,6 条腿的腿长也能根据式(5-6)被计算出来。

5.2.3　髋关节人机运动匹配分析

在 Simulink 中建立 6SPS 并联机构的运动学仿真模型,如图 5-6 所示。其中,"杆长"子模块为 6SPS 并联机构的运动学逆解子模块,如图 5-7 所示。

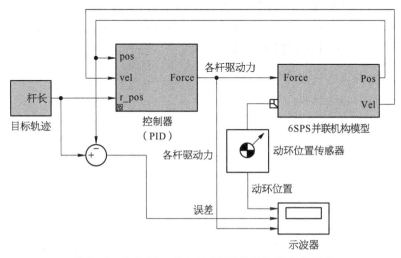

图 5-6　基于 Simulink 的 6SPS 并联机构仿真模型

"杆长"子模块包含动环的目标轨迹,即俯仰、翻滚和偏航角及逆解算法;"6SPS
并联机构模型"子模块包含 6SPS 并联机构的本体模型,如图 5-8 所示。

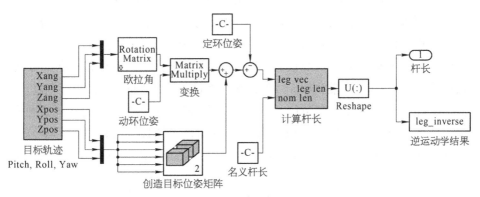

图 5-7　运动学逆解子模块

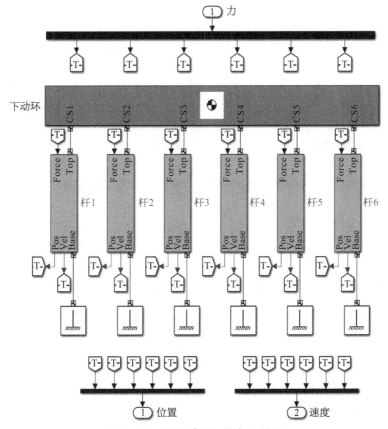

图 5-8　6SPS 并联机构本体模型

　　将蹲下起立步态下的人体髋关节俯仰、翻滚、偏航角作为 6SPS 并联机构运动学仿真的目标轨迹。为了评估下肢外骨骼与人体的运动学匹配效果，提取动环上点 B_1 和步态捕捉得到的人体髋关节点的三维坐标数据，并进行对比。为此，将人体坐标系转移到以人体盆骨最右侧点为原点的坐标系中，将混联下肢外骨骼模型的坐标系转移到以 A_1 为原点的坐标系中。此外，通过坐标变换，可以得到髋关节点和人体坐标原点的连线在人体各个坐标平面的投影角度，以及混联外骨骼点 B_1 和外骨骼坐标原点的连线在外骨骼各个坐标平面的投影角度。

　　通过三维坐标及投影角度的误差来分析混联下肢外骨骼的运动匹配效果。结果如图 5-9～图 5-12 所示，图 5-9 对比了外骨骼点 B_1 与人体髋关节三维坐标，图中横坐标是步态周期，纵坐标是 X、Y、Z 坐标的值（X 坐标代

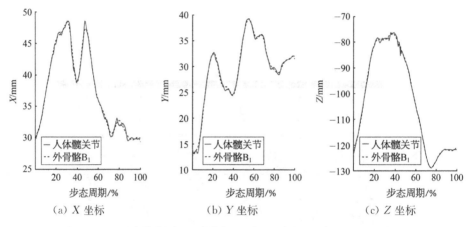

图 5-9　B_1（外骨骼）与髋关节点（人体）三维坐标（参见彩图附图 14）

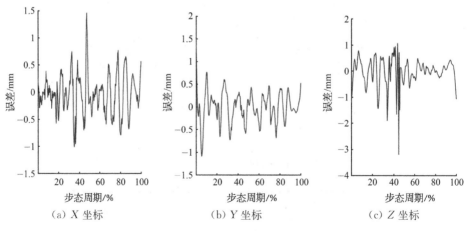

图 5-10　三维坐标误差

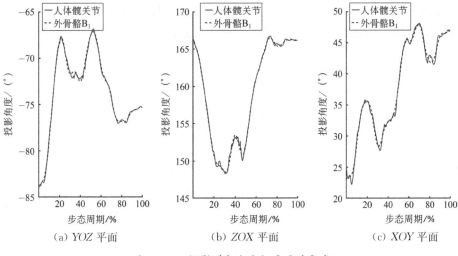

图 5 - 11　投影到各个坐标平面的角度

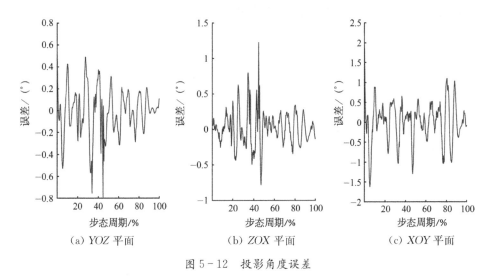

图 5 - 12　投影角度误差

表髋关节点的侧向位移, Y 坐标代表髋关节前进方向的位移, Z 坐标代表垂直方向的位移)。图 5 - 10 为对比误差,图 5 - 11 为参照点与原点连线在各自坐标系的坐标平面中的投影角度,图 5 - 12 为投影角度的误差。

对比结果表明, X、 Y、 Z 方向运动误差的绝对值小于 3 mm,投影到坐标平面的角度误差绝对值小于 2°。其中, Y 方向是人正常行走的前进方向,在整个步态周期中误差值最小,且误差波动最小。对于投影角度, YOZ 平面上的投影角度(即髋关节绕 X 轴旋转的角度)误差最小、最平滑。此外,峰值误差集中在步态周期的 40% 处。在运动到步态周期的 40% 时，测试者从蹲下转为起立，无论是三维坐标还是投影角度，都存在较大的跟踪误差。

5.3 本章小结

本章首先从解剖学出发，介绍了人体下肢相关理论，包括人体基本平面和基本轴、下肢各关节的运动特性及肌骨模型。然后基于仿人型的下肢外骨骼设计思想，提出了基于混联机构的仿人下肢外骨骼模型。该模型包含 20 个自由度，可以完全模拟人体下肢各关节的运动特性，包括中骨盆、髋关节和踝关节绕 X、Y、Z 轴的转动，以及膝关节绕 Y 轴的转动。并通过对 6SPS 并联机构的运动学仿真，分析了该混联模型髋关节处的运动学匹配效果。最后将 6SPS 并联机构的运动学仿真结果与步态捕捉实验获取的髋关节坐标和投影角进行比较，评价了模型在髋关节处的协同运动效果。

hapter 6

下肢外骨骼人机交互系统

尽管下肢外骨骼在制造、医疗、养老、应急救灾、建筑、军事等领域有着广泛的应用前景,然而下肢外骨骼最大的应用障碍之一是人机协同运动控制。下肢外骨骼控制系统的跟踪误差会导致其干扰穿戴者运动,甚至危及穿戴者的安全。例如,当下肢外骨骼机器人移动到人类关节无法达到的地方,则会对人体关节造成损伤。因此,为了保证穿戴者的安全同时达到辅助效果,需要保证下肢外骨骼与穿戴者之间的人机协同运动。

研究下肢外骨骼与穿戴者之间的人机协同运动,首先需要建立下肢外骨骼动力学模型及人机交互模型。穿戴者与下肢外骨骼通过背带、腰带、腿环等环节耦合在一起,不可避免地存在人机交互作用。下肢外骨骼系统中的人机交互模型可以分为物理型人机交互(physical human-robot interaction,PHRI)和感知型人机交互(cognitive human-robot interaction,CHRI)[76-77]。物理型交互模型主要是基于位置/速度、力/力矩等物理信息建立,感知型人机交互模型则基于肌电图(EMG)、脑电图(EEG)等感知信息建立。

本章将复杂的混联下肢外骨骼模型简化成矢状面的单腿模型,并开展人机协同运动研究。首先对人体下肢步态进行了分析,将复杂的步态周期分解为支撑相和摆动相。通过拉格朗日法建立了下肢外骨骼单腿摆动相和支撑相的动力学模型,并基于人体表面软组织刚度和阻尼模型,建立了下肢外骨骼系统的物理型人机交互模型,设计了自适应迭代学习控制器,实现了下肢外骨骼人机协同运动控制的仿真,分析了人机交互力矩对下肢外骨骼步态跟踪误差的影响。

6.1 物理型下肢外骨骼单腿建模

6.1.1 矢状面步态分析

根据下肢外骨骼与地面的约束关系,并考虑双腿的运动情况,Racine 将下肢外骨骼的行走过程划分为以下几个主要模态[78]：跳跃模态、单支撑模态、双支撑模态、双支撑单冗余模态、双支撑双冗余模态。

这种分类方法使得系统模态过多，动态方程复杂。本节仅针对每条腿单独进行模态划分，将其分为支撑模态（支撑相）和摆动模态（摆动相）。对于左腿来说，在每一时刻不管右腿处于何种状态，左腿仅有两种状态，即支撑相和摆动相。这种模态分类方法简化了下肢外骨骼的模型，对于每一条腿来说，均在两种模态之间切换。

矢状面内人体单腿的步态划分如图 6-1 所示，支撑相始于脚跟着地，止于脚尖离地，摆动相始于脚尖离地，止于再次脚跟着地。

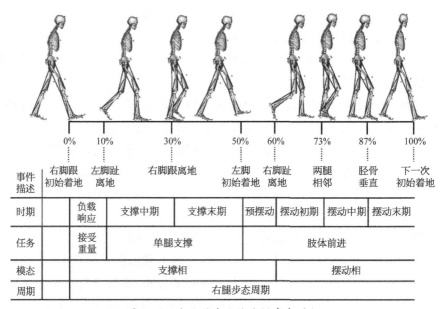

图 6-1　矢状面内人体右腿步态划分

在支撑相中，支撑腿与地面保持接触并支撑人体质心向前移动，大约占整个步态周期的 60%。而支撑相又可以进一步划分为两个阶段，一个由初始接触、负载响应与支撑中期构成的承载阶段，以及一个由支撑末期和预摆动构成的支撑相末期阶段。摆动相中，摆动腿离地后先弯曲而后伸直并向前迈步开始下一步的支撑相，约占整个步态周期的 40%。

6.1.2　摆动相动力学建模

下肢外骨骼动力学模型的建立是进行人机协同运动研究的基础，本小节将对下肢外骨骼进行动力学分析,以在理论上支持后续的协同运动控制算法研究。机器人动力学分析的方法有:牛顿-欧拉法、拉格朗日法、凯恩(Kane)法等[79]。牛顿-欧拉法具有较高的运算速度,但建立完整的动力学方程的过程极为复杂。拉格朗日法通过建立系统的动能和势能函数,可以很方便地获得系统的动力学方程,且易于实现计算机模拟、求解及仿真。因此,本章通过拉格朗日法建立下肢外骨骼动力学模型,并基于 MATLAB 进行仿真分析。

拉格朗日动力学建模需要先构建拉格朗日函数,运动系统的动能和势能的差值即为拉格朗日函数 L:

$$L = T - E \tag{6-1}$$

式中　T——系统的总动能;

　　　E——系统的总势能。

定义 $\boldsymbol{\theta}$ 为广义坐标向量,$\boldsymbol{\theta} = (\theta_1, \theta_2, \cdots, \theta_n)^T$,$\theta_1, \theta_2, \cdots, \theta_n$ 为各个关节节点,则每个关节节点的拉格朗日方程可以表示为下式。其中 τ_i 为作用于关节 θ_i 的广义力矩。

$$\boldsymbol{\tau}_i = \frac{\mathrm{d}}{\mathrm{d}t} \cdot \frac{\partial L}{\partial \dot{\theta}_i} - \frac{\partial L}{\partial \theta_i} \tag{6-2}$$

将拉格朗日方程写成矩阵形式,如下:

$$\boldsymbol{M}(\theta)\ddot{\theta} + \boldsymbol{C}(\theta, \dot{\theta})\dot{\theta} + \boldsymbol{G}(\theta) = \boldsymbol{\tau} \tag{6-3}$$

式中　θ、$\dot{\theta}$、$\ddot{\theta}$——分别代表关节的位置、速度、加速度向量;

　　　　$\boldsymbol{\tau}$——各个关节的广义力矩;

　　$\boldsymbol{M}(\theta)$——惯性力项;

　　第二项——离心力和哥氏力项;

　　$\boldsymbol{G}(\theta)$——中立项。

通常,关节运动时会受到除驱动力外的其他外力的影响,将外力的影响考虑在内,可以将式(6-3)写为式(6-4)。外力包括外部干扰 $\boldsymbol{T}_f$ 及人机交互力矩 $\boldsymbol{T}_{HR}$。

$$\boldsymbol{M}(\theta)\ddot{\theta} + \boldsymbol{C}(\theta, \dot{\theta})\dot{\theta} + \boldsymbol{G}(\theta) + \boldsymbol{T}_f + \boldsymbol{T}_{HR} = \boldsymbol{\tau} \tag{6-4}$$

对图 6-2 中的下肢外骨骼单腿的摆动相和支持相分别进行动力学建模。

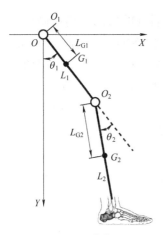

图 6-2 下肢外骨骼摆动
相模型

由于仅髋关节和膝关节为主动关节,故当下肢外骨骼处于摆动相时,一般将其简化为顶端固定的双杆模型[80]。

图 6-2 中,连杆 1 为大腿,连杆 2 为小腿,踝关节处不设置驱动,将其视为固定在小腿末端。连杆 1 的长度为 L_1、质量为 m_1;连杆 2 的长度为 L_2、质量为 m_2;G_1 是连杆 1 的重心,与连杆 1 旋转轴 O_1 的距离为 L_{G1};G_2 是连杆 2 的重心,与连杆 2 旋转轴 O_2 的距离为 L_{G2}。髋关节角度 θ_1 是连杆 1 和 Y 轴的夹角。膝关节角度 θ_2 是连杆 1 延长线和连杆 2 之间的夹角。

下面建立下肢外骨骼摆动相的拉格朗日动力学模型。

连杆 1 的动能为

$$T_1 = \frac{1}{2} m_1 v_1^2 = \frac{1}{2} m_1 L_{G1}^2 \dot{\theta}_1^2 \tag{6-5}$$

连杆 1 的势能为

$$E_1 = m_1 g L_{G1} \cos \theta_1 \tag{6-6}$$

同理,连杆 2 的动能为

$$T_2 = \frac{1}{2} m_2 v_2^2 \tag{6-7}$$

图 6-2 中,由几何关系可以得到,连杆 2 的重心 G_2 的坐标为

$$x_{G_2} = L_1 \sin \theta_1 + L_{G2} \sin(\theta_1 - \theta_2) \tag{6-8}$$

$$y_{G_2} = L_1 \cos \theta_1 + L_{G2} \cos(\theta_1 - \theta_2) \tag{6-9}$$

可以得到连杆 2 重心处沿 x 和 y 方向的速度分别为

$$\dot{x}_2 = \frac{\mathrm{d}x_2}{\mathrm{d}t} = L_1 \dot{\theta}_1 \cos \theta_1 + L_{G2}(\dot{\theta}_1 - \dot{\theta}_2) \cos(\theta_1 - \theta_2) \tag{6-10}$$

$$\dot{y}_2 = \frac{\mathrm{d}y_2}{\mathrm{d}t} = -L_1 \dot{\theta}_1 \sin \theta_1 - L_{G2}(\dot{\theta}_1 - \dot{\theta}_2) \sin(\theta_1 - \theta_2) \tag{6-11}$$

则连杆 2 重心处的速度为

$$v_2^2 = \dot{x}_2^2 + \dot{y}_2^2 \tag{6-12}$$
$$= L_1^2 \dot{\theta}_1^2 + L_{G2}^2 (\dot{\theta}_1 - \dot{\theta}_2)^2 + 2L_1 L_{G2} (\dot{\theta}_1^2 - \dot{\theta}_1 \dot{\theta}_2) \cos \theta_2$$

将式(6-12)代入式(6-7)得到连杆 2 的动能为

$$T_2 = \frac{1}{2} m_2 v_2^2$$

$$= \frac{1}{2} m_2 [L_1^2 \dot{\theta}_1^2 + L_{G2}^2 (\dot{\theta}_1 - \dot{\theta}_2)^2 + 2L_1 L_{G2} (\dot{\theta}_1^2 - \dot{\theta}_1 \dot{\theta}_2) \cos \theta_2]$$

$$= \frac{1}{2} m_2 L_1^2 \dot{\theta}_1^2 + \frac{1}{2} m_2 L_{G2}^2 (\dot{\theta}_1 - \dot{\theta}_2)^2 + m_2 L_1 L_{G2} (\dot{\theta}_1^2 - \dot{\theta}_1 \dot{\theta}_2) \cos \theta_2$$

$$\tag{6-13}$$

连杆 2 的势能为

$$E_2 = m_2 g y_{G2} = m_2 g L_1 \cos \theta_1 + m_2 g L_{G2} \cos(\theta_1 - \theta_2) \tag{6-14}$$

综上可得：该下肢外骨骼单腿模型的总动能和总势能，从而得到拉格朗日函数为

$$L = T - E = (T_1 + T_2) - (E_1 + E_2)$$

$$= \frac{1}{2} m_1 L_{G1}^2 \dot{\theta}_1^2 + \frac{1}{2} m_2 L_1^2 \dot{\theta}_1^2 + \frac{1}{2} m_2 L_{G2}^2 (\dot{\theta}_1 - \dot{\theta}_2)^2 +$$

$$m_2 L_1 L_{G2} (\dot{\theta}_1^2 - \dot{\theta}_1 \dot{\theta}_2) \cos \theta_2 - m_1 g L_{G1} \cos \theta_1 -$$

$$m_2 g L_1 \cos \theta_1 - m_2 g L_{G2} \cos(\theta_1 - \theta_2)$$

$$= \frac{1}{2} (m_1 L_{G1}^2 + m_2 L_1^2) \dot{\theta}_1^2 + \frac{1}{2} m_2 L_{G2}^2 (\dot{\theta}_1^2 - 2\dot{\theta}_1 \dot{\theta}_2 + \dot{\theta}_2^2) +$$

$$m_2 L_1 L_{G2} (\dot{\theta}_1^2 - \dot{\theta}_1 \dot{\theta}_2) \cos \theta_2 - (m_1 L_{G1} + m_2 L_1) g \cos \theta_1 -$$

$$m_2 g L_{G2} \cos(\theta_1 - \theta_2) \tag{6-15}$$

对拉格朗日函数进行微分即可得到对应的拉格朗日方程。对于连杆 1，对 L 分别求得关于 θ_1 和 $\dot{\theta}_1$ 的偏微分：

$$\frac{\partial L}{\partial \theta_1} = (m_1 L_{G1} + m_2 L_1) g \sin \theta_1 + m_2 g L_{G2} \sin(\theta_1 - \theta_2) \tag{6-16}$$

$$\frac{\partial L}{\partial \dot{\theta}_1} = (m_1 L_{G1}^2 + m_2 L_1^2) \dot{\theta}_1 + m_2 L_{G2}^2 (\dot{\theta}_1 - \dot{\theta}_2) +$$

$$m_2 L_1 L_{G2} (2\dot{\theta}_1 - \dot{\theta}_2) \cos \theta_2 \tag{6-17}$$

然后，对式(6-17)关于时间求导得

$$\frac{\mathrm{d}}{\mathrm{d}t}\frac{\partial L}{\partial \dot{\theta}_1} = (m_1 L_{G1}^2 + m_2 L_1^2)\ddot{\theta}_1 + m_2 L_{G2}^2(\ddot{\theta}_1 - \ddot{\theta}_2) +$$

$$m_2 L_1 L_{G2}\cos\theta_2(2\ddot{\theta}_1 - \ddot{\theta}_2) - m_2 L_1 L_{G2}(2\dot{\theta}_1 - \dot{\theta}_2)\dot{\theta}_2\sin\theta_2$$

$$(6-18)$$

由式(6-16)和式(6-18)求得连杆 1 的拉格朗日方程如式(6-19)所示，其中 T_{HR1} 为人体大腿与下肢外骨骼连杆 1 的人机交互力矩。

$$\tau_1 = \frac{\mathrm{d}}{\mathrm{d}t}\frac{\partial L}{\partial \dot{\theta}_1} - \frac{\partial L}{\partial \theta_1} + T_{f1} + T_{HR1}$$

$$= (m_1 L_{G1}^2 + m_2 L_1^2)\ddot{\theta}_1 + m_2 L_{G2}^2(\ddot{\theta}_1 - \ddot{\theta}_2) + m_2 L_1 L_{G2}(2\ddot{\theta}_1 - \ddot{\theta}_2)\cos\theta_2 -$$

$$m_2 L_1 L_{G2}(2\dot{\theta}_1 - \dot{\theta}_2)\dot{\theta}_2\sin\theta_2 - (m_1 L_{G1} + m_2 L_1)g\sin\theta_1 -$$

$$m_2 g L_{G2}\sin(\theta_1 - \theta_2) + T_{f1} + T_{HR1}$$

$$= (m_1 L_{G1}^2 + m_2 L_1^2 + m_2 L_{G2}^2 + 2m_2 L_1 L_{G2}\cos\theta_2)\ddot{\theta}_1 -$$

$$(m_2 L_{G2}^2 + m_2 L_1 L_{G2}\cos\theta_2)\ddot{\theta}_2 - 2m_2 L_1 L_{G2}\dot{\theta}_1\dot{\theta}_2\sin\theta_2 + m_2 L_1 L_{G2}\dot{\theta}_2^2\sin\theta_2 -$$

$$(m_1 L_{G1} + m_2 L_1)g\sin\theta_1 - m_2 g L_{G2}\sin(\theta_1 - \theta_2) + T_{f1} + T_{HR1}$$

$$(6-19)$$

同理，对于杆 2 有

$$\frac{\partial L}{\partial \theta_2} = -m_2 g L_{G2}\sin(\theta_1 - \theta_2) \qquad (6-20)$$

$$\frac{\partial L}{\partial \dot{\theta}_2} = m_2 L_{G2}^2(\dot{\theta}_2 - \dot{\theta}_1) - m_2 L_1 L_{G2}\dot{\theta}_1\cos\theta_2 \qquad (6-21)$$

然后，对式(6-21)关于时间求导：

$$\frac{\mathrm{d}}{\mathrm{d}t}\frac{\partial L}{\partial \dot{\theta}_2} = m_2 L_{G2}^2(\ddot{\theta}_2 - \ddot{\theta}_1) - m_2 L_1 L_{G2}\ddot{\theta}_1\cos\theta_2 + m_2 L_1 L_{G2}\dot{\theta}_1\dot{\theta}_2\sin\theta_2$$

$$(6-22)$$

可以求得连杆 2 的拉格朗日方程，其中 T_{HR2} 为人体小腿与下肢外骨骼连杆 2 的人机交互力矩：

$$\tau_2 = \frac{d}{dt} \frac{\partial L}{\partial \dot{\theta}_2} - \frac{\partial L}{\partial \theta_2} + T_{f2} + T_{HR2}$$

$$= -(m_2 L_{G2}^2 + m_2 L_1 L_{G2} \cos \theta_2) \ddot{\theta}_1 + m_2 L_{G2}^2 \ddot{\theta}_2 +$$

$$m_2 L_1 L_{G2} \dot{\theta}_1 \dot{\theta}_2 \sin \theta_2 + m_2 g L_{G2} \sin(\theta_1 - \theta_2) + T_{f2} + T_{HR2}$$

$$(6-23)$$

其中，τ_1、τ_2 即为关节的控制力矩。将拉格朗日写为矩阵形式，则其惯性矩阵为

$$\boldsymbol{M}(\theta) = \begin{bmatrix} M_{11} & M_{12} \\ M_{21} & M_{22} \end{bmatrix} \qquad (6-24)$$

$$\boldsymbol{M_{11}} = m_1 L_{G1}^2 + m_2 L_1^2 + m_2 L_{G2}^2 + 2m_2 L_1 L_{G2} \cos \theta_2 \qquad (6-25)$$

$$M_{12} = M_{21} = -(m_2 L_{G2}^2 + m_2 L_1 L_{G2} \cos \theta_2) \qquad (6-26)$$

$$M_{22} = m_2 L_{G2}^2 \qquad (6-27)$$

其离心力和科氏力矩阵为

$$\boldsymbol{C}(\theta, \dot{\theta}) = \begin{bmatrix} C_{11} & C_{12} \\ C_{21} & C_{22} \end{bmatrix} \qquad (6-28)$$

$$C_{11} = -2m_2 L_1 L_{G2} \dot{\theta}_2 \sin \theta_2 \qquad (6-29)$$

$$C_{12} = C_{21} = m_2 L_1 L_{G2} \dot{\theta}_2 \sin \theta_2 \qquad (6-30)$$

$$C_{22} = 0 \qquad (6-31)$$

其重力项矩阵为

$$\boldsymbol{G}(\theta) = \begin{bmatrix} G_1 \\ G_2 \end{bmatrix} \qquad (6-32)$$

$$G_1 = -(m_1 L_{G1} + m_2 L_1) g \sin \theta_1 - m_2 g L_{G2} \sin(\theta_1 - \theta_2) \qquad (6-33)$$

$$G_2 = m_2 g L_{G2} \sin(\theta_1 - \theta_2) \qquad (6-34)$$

6.1.3　支撑相动力学建模

当下肢外骨骼处于支撑相时，可以将其简化为底端固定的三杆模型，如图 6-3 所示。为了保证行走过程中的稳定性，假设外骨骼的躯干始终与地面保

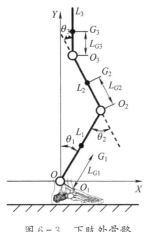

图 6-3　下肢外骨骼
支撑相模型

持垂直,即图 6-3 中的连杆 3 始终垂直于地面。

在图 6-3 中,连杆 1 为小腿,其长度为 L_1、质量为 m_1;连杆 2 为大腿,其长度为 L_2、质量为 m_2;连杆 3 为躯干,其长度为 L_3、质量为 m_3;G_1 是连杆 1 的重心,与连杆 1 旋转轴 O_1 的距离为 L_{G1};G_2 是连杆 2 的重心,与连杆 2 旋转轴 O_2 的距离为 L_{G2};G_3 是连杆 3 的重心,与连杆 3 旋转轴 O_3 的距离为 L_{G3};θ_3 即为髋关节角度,它是连杆 2 延长线和连杆 3(即 Y 轴)的夹角。膝关节角度 θ_2 是连杆 1 和连杆 2 延长线之间的夹角。

需要说明的是,本节考虑的是单腿模型。若考虑双腿下肢外骨骼模型,则支撑相包括双腿支撑和单腿支撑两种情况。单腿模型和双腿模型的动力学方程推导过程基本一致,但躯干处的质量和重心不同。

对于单腿模型来说,支撑相动力学方程推导如下:

系统的总动能为

$$
\begin{aligned}
T &= T_1 + T_2 + T_3 \\
&= \frac{1}{2} m_1 L_{G1}^2 \dot{\theta}_1^2 + \frac{1}{2} m_1 L_1^2 \dot{\theta}_1^2 + \frac{1}{2} m_2 L_{G2}^2 (\dot{\theta}_1 + \dot{\theta}_2)^2 + \\
&\quad \frac{1}{2} m_3 L_1^2 \dot{\theta}_1^2 + m_2 L_1 L_{G2} \cos \theta_2 (\dot{\theta}_1^2 + \dot{\theta}_1 \dot{\theta}_2) + \\
&\quad \frac{1}{2} m_3 L_2^2 \dot{\theta}_3^2 + m_3 L_1 L_2 \sin(\theta_1 - \theta_3) \dot{\theta}_1 \dot{\theta}_3
\end{aligned}
\tag{6-35}
$$

系统的总势能为

$$
\begin{aligned}
E &= E_1 + E_2 + E_3 \\
&= m_1 g L_{G1} \sin \theta_1 + m_2 g L_1 \sin \theta_1 + m_2 g L_{G2} \sin(\theta_1 + \theta_2) + \\
&\quad m_3 g L_1 \sin \theta_1 + m_3 g L_2 \cos \theta_3 + m_3 g L_{G3}
\end{aligned}
\tag{6-36}
$$

可得支撑相的拉格朗日动力学方程见式(6-37)和式(6-38),其中 T_{f2} 为人体小腿与下肢外骨骼机器人杆 1 的人机交互力,T_{f3} 为人体大腿与下肢外骨骼机器人杆 2 的人机交互力。

$$\tau_2 = \frac{\mathrm{d}}{\mathrm{d}t} \frac{\partial L}{\partial \dot{\theta}_2} - \frac{\partial L}{\partial \theta_2} + T_{f2} + T_{HR2}$$

$$= m_2 L_{G2}^2 (\ddot{\theta}_1 + \ddot{\theta}_2)^2 - m_2 L_1 L_{G2} \sin \theta_2 \dot{\theta}_1 \dot{\theta}_2 + m_2 L_1 L_{G2} \cos \theta_2 \ddot{\theta}_1 +$$
$$m_2 L_1 L_{G2} \sin \theta_2 (\dot{\theta}_1^2 + \dot{\theta}_1 \dot{\theta}_2) + m_2 g L_{G2} \cos(\theta_1 + \theta_2) + T_{f2} + T_{HR2}$$

$$(6-37)$$

$$\tau_3 = \frac{\mathrm{d}}{\mathrm{d}t} \frac{\partial L}{\partial \dot{\theta}_2} - \frac{\partial L}{\partial \theta_2} + T_{f3} + T_{HR3}$$

$$= m_3 L_2^2 \ddot{\theta}_3 + m_3 L_1 L_2 \cos(\theta_1 - \theta_3) \dot{\theta}_1 (\dot{\theta}_1 - \dot{\theta}_3) + m_3 L_1 L_2 \sin(\theta_1 - \theta_3) \ddot{\theta}_1 +$$
$$m_3 L_1 L_2 \cos(\theta_1 - \theta_3) \dot{\theta}_1 \dot{\theta}_3 - m_3 g L_2 \sin \theta_3 + T_{f3} + T_{HR3}$$

$$(6-38)$$

6.1.4　物理型人机交互建模

下肢外骨骼系统是一个人机耦合系统,人与下肢外骨骼通过大腿、小腿箍带、鞋子、腰带和马甲等耦合在一起。当人与下肢外骨骼的运动不匹配时,则会产生相互作用力。若将人看作一个物体或环境,则下肢外骨骼和人之间的相互作用与机器人和环境的相互作用具有相同的性质,而机器人和环境之间的相互作用力可以认为是惯性、弹簧和阻尼的线性组合,如下:

$$f_e = \boldsymbol{K}_{Pf}(x - x_e) + \boldsymbol{K}_{Df} \dot{x} + \boldsymbol{K}_{Mf} \ddot{x} \qquad (6-39)$$

式中　　　　　f_e——机器人对环境的作用力矢量;

x、$\dot{x}$、$\ddot{x}$——分别为机器人末端在操作空间的位置矢量、速度矢量和加速度矢量;

x_e——环境的位置矢量;

$\boldsymbol{K}_{Pf}$、$\boldsymbol{K}_{Df}$ 和 $\boldsymbol{K}_{Mf}$——分别为弹簧系数矩阵(刚性系数矩阵)、阻尼系数矩阵和惯性系数矩阵。

还有的采用非线性模型来描述环境的动态,见式(6-40)和式(6-41):

$$f_e = \boldsymbol{K}_{Pf}(x - x_e)^a + \boldsymbol{K}_{Df} \dot{x}^b \qquad (6-40)$$

$$f_e = \boldsymbol{K}_{Pf}(x - x_e)^c + \boldsymbol{K}_{Df}(x - x_e)^c \dot{x} \qquad (6-41)$$

本节只考虑人机耦合的刚性和阻尼建立人机交互模型。矢状面的人体与

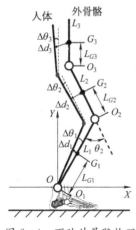

图 6 - 4　下肢外骨骼物理
型人机交互模型

下肢外骨骼关节偏差情况如图 6 - 4 所示。

当穿戴者下肢与下肢外骨骼运动不协同时，在交互处必然有相对位移 Δd，所产生的阻碍力 F_d 为

$$F_d = \boldsymbol{K}_{Pf} \Delta d + \boldsymbol{K}_{Df} \dot{\Delta d} \qquad (6 - 42)$$

式中　$\boldsymbol{K}_{Pf}$——人机交互处的刚度；

　　　$\boldsymbol{K}_{Df}$——阻尼系数。

捆绑位置都为各连杆质心。由于角度误差 $\Delta\theta$ 的值一般很小，可知：

$$\Delta d_1 = L_{G1} \Delta\theta_1 \qquad (6 - 43)$$

$$\Delta d_2 = L_1 \Delta\theta_1 + L_{G2} \Delta\theta_2 \qquad (6 - 44)$$

$$\Delta d_3 = L_1 \Delta\theta_1 + L_2 \Delta\theta_2 + L_{G3} \Delta\theta_3 \qquad (6 - 45)$$

结合式(6 - 42)～式(6 - 45)，可以建立人机交互作用力 F_d 与各关节角度偏差 $\Delta\theta$ 之间的关系。

6.2　自适应迭代学习的外骨骼单腿协同

6.2.1　迭代学习控制算法

迭代学习控制(iterative learning control，ILC)最早由日本学者提出并应用于机械臂的轨迹跟踪[81]。迭代学习控制算法不依赖于系统的精确数学模型。迭代学习控制的运行存在沿时间轴和迭代轴两个方向的运行过程，两个方向上同时存在动态特性且相互独立[82-84]。迭代学习控制算法在处理具有一定重复性的控制任务时，相比只在时间轴对控制器输出进行优化的控制算法，具有更好的跟踪效果。另外，迭代学习控制可以在被控对象模型不精确甚至无模型的情况下完成控制任务，能以非常简单的方式处理具有高不确定度的非线性强耦合系统。

下肢外骨骼系统是一个人机耦合系统，具有很强的非线性，难以建立精确的数学模型。由于步态的周期性，人机协同运动是有限时间区间上的重复任务，因此迭代学习控制非常适用于解决下肢外骨骼的人机协同运动问题。闭环迭代学习控制策略如图 6 - 5 所示。

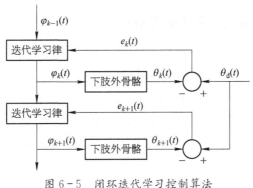

图 6-5　闭环迭代学习控制算法

具体来说,迭代学习控制问题是:对于被控系统,给定期望轨迹 $\theta_d(t)$ 和每次运行的初始状态 $x_k(0)$,要求在给定的时间 $t\in[0,T]$ 内,按照一定的学习控制算法,通过多次重复的运行,使控制输入 $\varphi_k(t)$ 趋近于 $\varphi_d(t)$,而系统输出 $\theta_k(t)$ 趋近于期望轨迹 $\theta_d(t)$。

被控系统第 k 次运行时有

$$\left.\begin{aligned}\dot{\boldsymbol{x}}_k(t) &= f[x_k(t),\varphi_k(t),t] \\ \boldsymbol{y}_k(t) &= g[x_k(t),\varphi_k(t),t]\end{aligned}\right\} \tag{6-46}$$

式中　$x\in R^n$、$y\in R^m$、$u\in R^r$——分别为系统的状态、输出和输入变量。

位置误差 $e_k(t)$ 为

$$\boldsymbol{e}_k(t) = \theta_d(t) - \theta_k(t) \tag{6-47}$$

迭代学习控制可以分为开环学习和闭环学习。开环学习控制的方法是:第 $k+1$ 次控制等于第 k 次控制加上第 k 次输出误差的纠正项,即

$$\varphi_{k+1}(t) = \varphi_k(t) + L[\boldsymbol{e}_k(t),t] \tag{6-48}$$

闭环学习的策略是:取第 k 次运行的误差作为学习的校正项,即

$$\varphi_{k+1}(t) = \varphi_k(t) + L[\boldsymbol{e}_{k+1}(t),t] \tag{6-49}$$

式中　L——线性或非线性算子。

经典的 PID 型闭环迭代学习控制律可以表示为

$$\varphi_k = \varphi_{k-1}(t) + \boldsymbol{\Gamma}\dot{\boldsymbol{e}}_k(t) + \boldsymbol{\Phi}\boldsymbol{e}_k(t) + \boldsymbol{\Psi}\int_0^t \boldsymbol{e}_k(t)\mathrm{d}t \tag{6-50}$$

式中　$\boldsymbol{\Gamma}$、$\boldsymbol{\Phi}$、$\boldsymbol{\Psi}$——学习增益矩阵。

6.2.2　自适应迭代学习控制器设计

将自适应控制应用到迭代学习控制中,可以提高系统的稳定性,以及系统应对参数或结构不确定状态下的鲁棒性。此外,迭代学习控制可以修正控制系统的输入,而自适应控制能够修正控制参数和系统参数[85-86]。

图 6-6 是自适应迭代学习控制策略逻辑图。根据系统的期望输出 $\theta_d(t)$ 和实际输出 $\theta_k(t)$ 的偏差 $e_k(t)$ 对当前的控制器系统参数进行修正,并输出修正值 $\hat{\boldsymbol{\varphi}}_k(t)$。

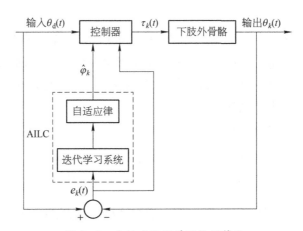

图 6-6　自适应迭代学习控制算法

设置第 k 次迭代的控制律和自适应参数学习律为

$$\boldsymbol{\tau}_k(t) = \boldsymbol{K}_p \boldsymbol{e}_k(t) + \boldsymbol{K}_d \dot{\boldsymbol{e}}_k(t) + \hat{\boldsymbol{\varphi}}_k(t) \operatorname{sgn} \dot{\boldsymbol{e}}_k(t)$$
$$(k = 0, 1, \cdots, N) \tag{6-51}$$

$$\hat{\boldsymbol{\varphi}}_k(t) = \boldsymbol{\varphi}_{k-1}(t) + \boldsymbol{\gamma} \dot{\boldsymbol{e}}_k^T(t) \operatorname{sgn} \dot{\boldsymbol{e}}_k(t) \tag{6-52}$$

自适应参数学习律采用的是闭环迭代学习。在式(6-51)中,$\boldsymbol{K}_p$ 和 $\boldsymbol{K}_d$ 是第 k 次迭代的 PID 增益矩阵;sgn 是符号函数,可以增强系统的抗干扰能力;N 是总的迭代次数。在式(6-52)中,$\varphi_{k-1}(t) = 0$,$\boldsymbol{\gamma}$ 是自适应律参数,$\dot{\boldsymbol{e}}_k^T(t)$ 是 $\dot{\boldsymbol{e}}_k(t)$ 的转置。

$e_k(t)$ 和 $\dot{e}_k(t)$ 分别见式(6-53)和式(6-54):

$$\boldsymbol{e}_k(t) = \boldsymbol{\theta}_d(t) - \boldsymbol{\theta}_k(t) \tag{6-53}$$

$$\dot{\boldsymbol{e}}_k(t) = \dot{\boldsymbol{\theta}}_d(t) - \dot{\boldsymbol{\theta}}_k(t) \qquad (6-54)$$

式$(6-53)$中，$\boldsymbol{\theta}_d(t)$是实验所测得的矢状面内，髋关节和膝关节平地行走步态运动数据的拟合函数，见式$(6-55)$和式$(6-56)$。$\boldsymbol{\theta}_k(t)$是第 k 次迭代得到的髋关节和膝关节运动轨迹。

$$\begin{aligned}
\boldsymbol{\theta}_{d1}(t) = {} & 0.22\sin(1.54t - 0.3) + 0.08\sin(5.38t + 1.89) + \\
& 0.02\sin(12.56t + 2.73) + 0.202\sin(9.87t - 2.68) + \\
& 0.05\sin(3.7t + 0.44) + 0.01\sin(21.55t + 0.48)
\end{aligned} \qquad (6-55)$$

$$\begin{aligned}
\boldsymbol{\theta}_{d2}(t) = {} & 0.3\sin(1.14t + 0.55) + 0.19\sin(8.45t + 0.06) + \\
& 0.09\sin(12.69t - 4.19) + 0.05\sin(15.96t - 3.95) + \\
& 0.26\sin(4.62t - 2.65) + 0.06\sin(16.41t - 1.42)
\end{aligned} \qquad (6-56)$$

6.2.3　步态跟踪仿真

基于自适应迭代学习控制方法，在 MATLAB/Simulink 中实现对下肢外骨骼单腿的人机协同控制仿真。建立的仿真框图如图 6-7 所示，框图包含四个用 S-Function 编写的子程序，即"Input""Exoskeleton""Controller"和"Self-adaption"。

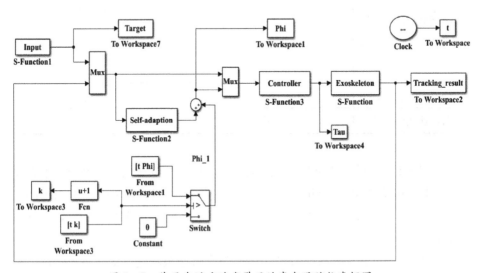

图 6-7　基于自适应迭代学习的步态跟踪仿真框图

其中,"Input"程序用于设定下肢外骨骼机器人轨迹跟踪的目标,在本章中,轨迹跟踪目标由 NDI 步态测量系统捕捉并通过函数拟合得到,见式(6-55)和式(6-56)。"Exoskeleton"程序用于定义本小节建立的下肢外骨骼模型,在步态周期的前 60% 调用支撑相动力学模型,步态周期的后 40% 调用摆动相的动力学模型。"Controller"模块包含式(6-51)的下肢外骨骼机器人控制算法。"Self-adaption"为自适应参数学习模块,见式(6-52)。

表 6-1 是下肢外骨骼协同运动控制器的参数设置。表中,初始值为下肢外骨骼启动前的初始位置,将其设置为髋关节和膝关节在 0 时刻的角度和角速度。综合考虑迭代过程的轨迹跟踪误差及收敛速度,设置 PID 参数 $\boldsymbol{K}_\mathrm{p}^0$ 和 $\boldsymbol{K}_\mathrm{d}^0$ 的值为 $\begin{bmatrix} 10 & 0 \\ 0 & 10 \end{bmatrix}$,自适应律参数 γ 的值为 10。为了平衡仿真时间和仿真结果,设置总的迭代次数 N 的值为 10。每次迭代的总时间为一个步态周期 2 s,其中在步态周期的前 60%,即前 1.2 s 时为支撑相,步态周期的后 40%,即后 0.8 s 为摆动相。

表 6-1　下肢外骨骼机器人控制器参数设置

参数名称	参数意义	参数值
初始值	$\boldsymbol{x}(0) = \begin{bmatrix} \theta_1 & \dot{\theta}_1 & \theta_2 & \dot{\theta}_2 \end{bmatrix}^\mathrm{T}$	$\begin{bmatrix} 0.03 & 0.11 & 0.10 & -0.14 \end{bmatrix}^\mathrm{T}$
PID 参数	$\boldsymbol{K}_\mathrm{p}^0 = \boldsymbol{K}_\mathrm{d}^0$	$\begin{bmatrix} 10 & 0 \\ 0 & 10 \end{bmatrix}$
自适应律	γ	$\begin{bmatrix} 10 & 0 \\ 0 & 10 \end{bmatrix}$
总的迭代次数	N	10
每次迭代的时长	T(步态周期)	2 s

表 6-2 为下肢外骨骼机器人本体的物理参数,包括摆动相和支撑相的躯干、大腿、小腿的长度和质量。其中,由于分析摆动相时,将躯干视为固定,如图 6-2 所示,建立动力学模型时与其长度和质量无关。当处于支撑相时,下肢外骨骼躯干的质量为无负重状态下的质量。

10 次迭代过程中髋关节和膝关节的角度轨迹跟踪情况如图 6-8 所示,10 次迭代后的关节角速度跟踪情况如图 6-9 所示,10 次迭代的误差收敛过程如图 6-11 所示。需要说明的是,每次迭代过程误差是波动的,图 6-10 中的数

表 6 - 2 下肢外骨骼机器人本体参数

参数	参数值	
	摆动相	支撑相
躯干代号及长度	无	$L_3 = 0.2\,\text{m}$
躯干代号及质量	无	$m_3 = 0.5\,\text{kg}$（无负重状态）
大腿杆代号及长度	$L_1 = 0.5\,\text{m}$	$L_2 = 0.5\,\text{m}$
大腿杆代号及质量	$m_1 = 1\,\text{kg}$	$m_2 = 1\,\text{kg}$
小腿代号及长度	$L_2 = 0.5\,\text{m}$	$L_1 = 0.5\,\text{m}$
小腿代号及质量	$m_2 = 1\,\text{kg}$	$m_1 = 1\,\text{kg}$
重力加速度	$g = 9.8\,\text{m/s}^2$	$g = 9.8\,\text{m/s}^2$

据是每次迭代过程中误差绝对值的最大值。结合图 6 - 8 和图 6 - 10 可以看出：随着迭代次数的增加，跟踪轨迹不断趋近于目标轨迹，并在第 10 次迭代后，髋关节的最大轨迹跟踪误差为 0.20°，最大跟踪误差出现在步态周期的 80% 处，该时刻的轨迹跟踪误差是该时刻髋关节运动角度的 3%；膝关节的最大轨迹跟踪误差为 0.22°，最大跟踪误差出现在步态周期的 70% 处，该时刻的轨迹跟踪误差是该时刻膝关节运动角度的 4.4%。结合图 6 - 9 和图 6 - 10 可以看出：迭代过程中角速度跟踪误差不断减小，第 10 次迭代后的髋关节角速度跟踪误差为 1.52°/s，膝关节角速度跟踪误差为 2.78°/s。对于下肢外骨骼来

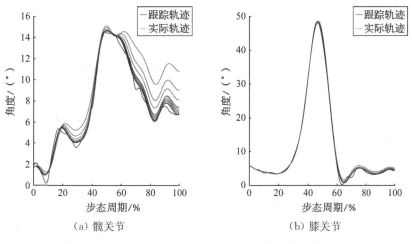

（a）髋关节　　　　　　　　　（b）膝关节

图 6 - 8　10 次迭代过程中的角度轨迹（参见彩图附图 15）

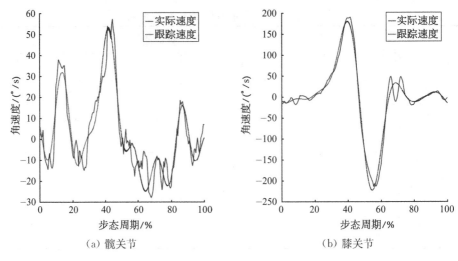

（a）髋关节　　　　　　　　　　（b）膝关节

图 6-9　10 次迭代后的关节角速度轨迹（参见彩图附图 16）

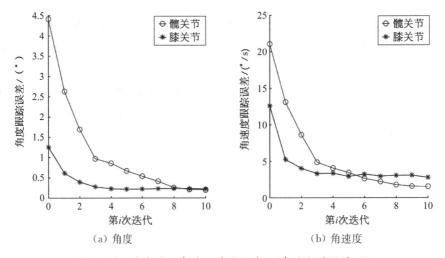

（a）角度　　　　　　　　　　（b）角速度

图 6-10　迭代过程中的误差收敛过程（参见彩图附图 17）

说，该误差下可以实现下肢外骨骼对穿戴者的辅助效果，且能够避免因关节误差过大而导致的关节损伤。

下肢外骨骼实际运行过程中是通过绑带等和人体绑在一起的，存在人机交互力时并不会出现角度偏差，人机交互力只能由力/力矩传感器获得。但仿真过程中，人机交互力存在时，轨迹跟踪误差（角度差）也必然存在。为了探讨人机交互力对轨迹跟踪误差的影响，设置四种形式的人机交互力矩 T_{HR}：定值、正弦变化、随机变化、正弦·随机变化，见式（6-57）。定值情况下设定的人

机交互力矩为 $T_{HR} = A$（其中 A 为常数，且 $A = 0$、1、5、10、15，单位为 N·m，下同）；正弦变化情况下设定的人机交互力矩函数为 $T_{HR} = A\sin t$（其中 A 为幅值）；随机变化情况下设定的人机交互力矩函数为 $T_{HR} = A\,\text{rand}(1)$〔其中 rand(1) 函数随时间变化不断产生 0 到 1 的随机数〕；正弦·随机变化情况下设定的人机交互力矩函数为 $T_{HR} = A\,\text{rand}(1) \cdot \sin(t)$。不同形式的人机交互力矩下的轨迹跟踪误差见表 6-3 和图 6-11。

$$T_{HR} = \begin{cases} A \\ A\sin(t) \\ A\,\text{rand}(1) \\ A\sin(t) \cdot \text{rand}(1) \end{cases} \quad (A = 0, 5, 10, 15) \tag{6-57}$$

表 6-3　不同形式人机交互力矩下的轨迹跟踪误差

人机交互力矩/(N·m)	幅值 A	髋关节误差/(°)	膝关节误差/(°)
$T_{HR} = A$	0	0.20	0.22
	1	0.89	0.52
	5	0.49	1.32
	10	0.60	1.81
	15	0.77	2.27
$T_{HR} = A\sin t$	0	0.20	0.22
	1	0.84	0.47
	5	0.44	1.19
	10	0.63	1.76
	15	0.75	2.09
$T_{HR} = A\,\text{rand}(1)$	0	0.20	0.22
	1	0.60	0.37
	5	0.83	0.98
	10	0.78	1.51
	15	0.79	1.91
$T_{HR} = A\,\text{rand}(1) \cdot \sin(t)$	0	0.20	0.22
	1	0.57	0.33
	5	0.81	0.83
	10	0.79	1.31
	15	0.76	1.68

　　图 6-11 描述了同一幅值时,四种不同形式的人机交互力矩下的轨迹跟踪误差,同时也展现了各种形式的人机交互力矩幅值对轨迹跟踪的影响,图(a)为髋关节误差,图(b)为膝关节误差。

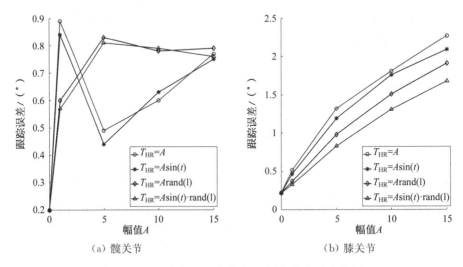

图 6-11　不同力矩下的跟踪误差(参见彩图附图 18)

　　图 6-11 中,髋关节的跟踪误差总体较小,均小于 1°。其误差虽然受到人机交互力矩的影响,但趋势不太明显。从膝关节的轨迹跟踪误差可以明显看出,不管哪种形式的人机交互力矩,随着其幅值增大,轨迹跟踪误差也相对增大。当幅值相等时,$A \geqslant A\sin(t)$,且 $A \geqslant A\sin(t) \geqslant A\sin(t) \cdot \mathrm{rand}(1)$,$A \geqslant A\mathrm{rand}(1) \geqslant A\sin(t) \cdot \mathrm{rand}(1)$。由膝关节跟踪误差可以看出,随着人机交互力矩增大,轨迹跟踪误差也越大。从图 6-11 可知,幅值相等情况下,随机变化的人机交互力矩比余弦变化下的误差小。

6.3　本章小结

　　本章建立了矢状面内下肢外骨骼单腿支撑相和摆动相的动力学模型及物理型人机交互模型。基于自适应迭代学习控制,以步态捕捉实验的平地行走数据为目标轨迹,实现了下肢外骨骼与人体的协同运动控制,并探讨了人机交互力矩对协同运动控制的影响。10 次迭代后的髋关节和膝关节角度跟踪误差分别为 0.2° 和 0.22°,分别占该时刻关节运动角度的 3% 和 4.4%。速度跟踪误

差分别为 $1.52°/s$ 和 $2.78°/s$。随着人机交互力矩增大,轨迹误差也明显增大。幅值相等情况下,随机变化的人机交互力矩下步态跟踪误差与余弦变化相比有所下降。

所提出的模型和方法可应用于髋关节、膝关节为主动,踝关节为被动的下肢外骨骼。此外,虽然本章使用的是只能在矢状面运动的下肢外骨骼模型,但只要下肢外骨骼的机械结构在空间中具有足够的自由度,研究成果仍然可以扩展到冠状面和水平面。通过改变模型中下肢外骨骼本体的几何参数和物理参数,如杆长、质量等,研究成果也可扩展到不同类型的下肢外骨骼,以适应不同身高和体重的穿戴者。综上,本研究的结果有助于开发更好的下肢外骨骼人机协同运动控制系统。

第 7 章

C hapter 7
模型分块逼近的 RBF 神经网络步态预测

  人的肢体运动具有高度的复杂性、组织性和高效性,对于给定的任务,运动轨迹会因人体的初始位置、速度和约束条件不同而发生很大的变化。步态轨迹预测用于预测人体下肢运动,在下肢外骨骼的人机协同控制中起着重要作用。

  常用的人机协同运动控制方法是利用角度传感器、力矩传感器等,实时采集下肢运动学或动力学数据作为外骨骼控制系统的输入,这种方法由于信息传递的时间延迟通常会导致外骨骼的运动滞后于人体下肢的运动。此外,也可通过测量脑电图(EEG)或肌电图(EMG)等人体生物信号作为外骨骼控制系统的输入。尽管 EEG 和 EMG 信号超前于人体运动,不存在滞后的问题,但这种方法有其固有的缺点:难以获得准确的信号与穿戴者动作之间的映射关系,容易受到静电、汗液等的影响而出现偏差。人体下肢步态预测作为一种替代的方法,为下肢外骨骼的人机协同运动控制提供了潜在的可能。

  基于不同类型的预测传感器,研究人员提出了基于认知信号和物理信号的人体运动预测方法。基于认知信号的步态预测主要是采集脑电图(EEG)[87]、肌电图(EMG)[88]等生物信号,并建立其与人体运动之间的映射关系。基于物理信号的步态预测则需要借助力/力矩传感器、姿态传感器和足底压力传感器等机械传感器[89-90]。物理信号的传输存在时间延迟,滞后于真实运动,不可避免地导致预测误差[91]。此外,学者提出了卡尔曼滤波、牛顿预测器等基于时间序列的步态预测,这类方法需要采集大量的原始步态数据,且预测误差较大。

  研究人员还提出了通过仿真和动态优化模型来预测人体运动[92-93]。这种方法需要建立庞大的肌骨模型,如典型的下肢七杆模型等。Ren 等基于步态周期中的正常双支撑阶段,将逆动力学与优化相结合预测正常人体步行[94]。Xiang 等开发了一种基于优化的公式,来预测和验证大规模骨骼模型的不对称人类步态[95]。基于优化的步态预测方法以步态最优性准则为前提,但目前还没有公认的步态最优性准则,可选择的优化目标有能量消耗、肌肉疲劳和关节峰值负荷等。例如,Ackermann 和 Bogert 基于二维肌骨模型及最小化疲劳来预测人类步态[96]。

　　然而,动态优化方法缺乏明确的公式,依赖于特定个体的表示。此外,动态优化方法依赖于具有多个身体节段的骨架模型,不足以表示复杂的运动过程。因此,研究人员提出利用机器学习算法来提高步态预测精度。Youngmok Yun 等提出了一种基于统计和随机方法来预测步态运动,该方法使用了高斯过程回归[97]。许多研究人员使用不同类型的神经网络来预测步态,如 Martinez 等使用递归神经网络对人体运动进行建模[98]、Ardestani 等利用人工神经网络来预测上下楼梯的步态[99]、Trieu Phat Luu 等利用广义回归神经网络建立了一种基于个体特征的步态预测模型[100]。Sergei Vakulenko 采用集中网络生成人体运动,结果表明该方法能较好地模拟多种不同动力形式的复杂运动[101]。Goulermas 等对比了 8 种步态预测算法的预测性能,结果表明 RBF 神经网络(radial basis function neural network,RBFNN)步态预测性能优于线性回归(linear regression,LR)、数据处理的组方法(group method for data handling,GMDH)和函数联接神经网络(functional link network,FLN)[102]。

　　与传统的多层前馈网络相比,RBFNN 作为一种非线性神经网络方法,结构简单,能够快速逼近期望的结果,是一种收敛速度较快的局部寻优算法[103]。Jian-chuanYin 等通过小波变换和变结构 RBFNN 提出了船舶横摇运动预测模型,并通过实际船舶横摇运动测量数据验证了实时横摇预测的有效性[104]。Naso 等将 RBFNN 应用于管状直线电机控制器的精确位置预测,结果表明,机电系统的不确定性可以被高度逼近[105]。

　　由于 RBFNN 高度依赖可靠的输入来训练和预测高自由度的运动,因此需要精确有效的步态感知。因此,本章提出了一种基于模型分块逼近的 RBFNN 步态预测模型。将实验捕捉获取的平地行走步态模式下的第一个步态周期数据作为预测模型的输入,并将下一个周期的实际轨迹与步态预测轨迹进行比较,分析了该方法的预测效果。

7.1　基于时间序列的步态预测

7.1.1　基于卡尔曼滤波的步态预测

基于卡尔曼滤波的步态预测方法以过去及当前检测的步态数据(角度信

号)为依据预测未来几个采样周期后的步态数据[106-107]。卡尔曼滤波主要由两部分组成：第一部分为预测，即根据上一时刻检测的信号预测下一时刻的信号；第二部分为估计，即根据预测的信号估计下一时刻的检测信号，从而得到最终的滤波信号。

$$\begin{cases} X(k) = \Phi X(k-1) + W(k-1) \\ Z(k) = HX(k) + V(k) \end{cases} \tag{7-1}$$

式中，$X(k) = [x(k) \quad \dot{x}(k)]^T$，$Z(k) = [z(k)]$，$\Phi = \begin{bmatrix} 1 & T \\ 0 & 1 \end{bmatrix}$，$H = \begin{bmatrix} 1 & 0 \end{bmatrix}$。

其中，$X(k)$ 和 $Z(k)$ 分别为目标的状态矩阵和观测矩阵，Φ 为状态转移矩阵，$W(k)$ 和 $V(k)$ 分别为 2×1 的过程噪声矩阵和 1×1 的测量噪声矩阵，其协方差分别为 $Q(k)$ 和 $R(k)$：

$$Q(k) = E[W(k)W(k)^T] \tag{7-2}$$

$$R(k) = E[V(k)V(k)^T] \tag{7-3}$$

基于卡尔曼滤波的步态预测方法包含以下五个步骤，前三个用于估计，后两个用于预测[108]。

1）求解卡尔曼增益

卡尔曼增益的定义为

$$Kg(k) = P(k \mid k-1)H^T / [HP(k \mid k-1)H^T + R(k)] \tag{7-4}$$

2）求解状态估计值

k 时刻状态的最优化估算值 $X(k \mid k)$ 为

$$X(k \mid k) = X(k \mid k-1) + Kg(k)[Z(k) - HK(k \mid k-1)] \tag{7-5}$$

3）求解协方差

k 时刻状态下的协方差 $P(k \mid k)$ 为

$$P(k \mid k) = [I - Kg(k)H]P(k \mid k-1) \tag{7-6}$$

式中　I——单位矩阵。

4）状态预测

假设当前系统的状态为 $k+1$ 状态，则基于 k 状态预测出的 $k+1$ 状态为

$$X(k+1 \mid k) = \Phi X(k \mid k) + BU(k) \tag{7-7}$$

式中,$X(k+1 \mid k)$ 为预测的 $k+1$ 时刻的状态,$X(k \mid k)$ 为 k 时刻的状态,$U(k)$ 为 k 时刻对系统的控制量。

5) 协方差预测

由 k 时刻过程噪声的协方差 $P(k \mid k)$ 预测 $k+1$ 时刻过程噪声的协方差 $P(k+1 \mid k)$ 为

$$P(k+1 \mid k) = \Phi P(k \mid k) \Phi^{\mathrm{T}} + Q(k) \tag{7-8}$$

式中,$Kg(k)$ 为 k 时刻的卡尔曼增益,$X(k \mid k)$ 为 k 时刻的状态估计值,$P(k \mid k)$ 为 k 时刻的协方差估计值,$X(k+1 \mid k)$ 为预测的 $k+1$ 时刻的状态预测值,$P(k+1 \mid k)$ 为 $k+1$ 时刻的协方差预测值。由于检测时没有控制量输入,向前预测 n 个采样周期(n 步)时,感知系统的输出为

$$X(k+n \mid k) = \Phi^{\mathrm{T}} X(k \mid k) \tag{7-9}$$

7.1.2　基于牛顿预测器的步态预测

基于牛顿预测器的步态预测,首先需要构建步态预测的多项式模型[109],并确定多项式的阶数。一般来说:当运动体瞬间处于不受力或受合力的为零的状态,速度不变时,设置多项式阶数为 1;当运动体瞬间处于恒力的作用下,加速度不变时,设置多项式阶数为 2;当运动体瞬间受到力的变化趋势不变时,设置阶数多项式为 3。

在人体下肢运动过程中,任意时间足够短的瞬间,人体下肢所承受的重力和肌肉的拉力不会发生突变。因此,可以认为人体下肢受力恒定。所以,设置牛顿预测器的多项式阶数为 2,建立人体步态信号的模型为

$$u(k) = \lambda_0 + \lambda_1 k + \lambda_2 k^2 \tag{7-10}$$

式中　k——离散时间变量;

　　　λ_i——多项式系数。

则预测 n 个采样周期后的步态信号为

$$H_2^n = \sum_0^2 (1 - z^{-1})^i = 3 - 3z^{-1} + z^{-2} \tag{7-11}$$

$$u(k+n) = 3u(k) - 3u(k-n) + u(k-2n) \tag{7-12}$$

式中　z——离散时域标识符。

7.2　RBF 神经网络步态预测

7.2.1　RBF 神经网络算法

单个 RBF 神经网络的辨识结构和逼近分别如图 7－1 和图 7－2 所示。

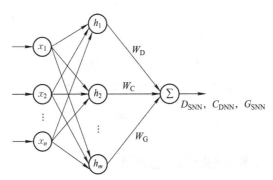

图 7－1　RBF 神经网络结构

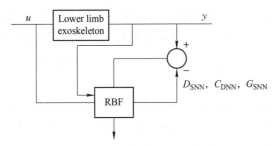

图 7－2　RBF 神经网络逼近

在 RBF 网络结构中，$\boldsymbol{X}=[x_1, x_2, \cdots, x_n]^{\mathrm{T}}$ 为网络的输入向量。设 RBF 网络的径向基向量为 $\boldsymbol{H}=[h_1, h_2, \cdots, h_m]^{\mathrm{T}}$，其中 h_j 为高斯基函数：

$$h_j = \exp\left(-\frac{\|\boldsymbol{X}-c_j\|^2}{2b_j^2}\right) \quad (j=1, 2, \cdots, m) \tag{7-13}$$

式中，网络第 j 个节点的中心矢量为 $c_j=[c_{j1}, \cdots, c_{jn}]$。

设网络的基宽向量为 $\boldsymbol{B}=[b_1, \cdots, b_m]^{\mathrm{T}}$。$b_j$ 为节点 j 的基宽度函数，且为大于零的数。

网络的权向量为 $\boldsymbol{W}=[\omega_1, \cdots, \omega_m]^{\mathrm{T}}$。

RBF 网络的输出为

$$y_m(t) = \omega_1 h_1 + \omega_2 h_2 + \cdots + \omega_m h_m \qquad (7-14)$$

RBF 的性能指标为

$$J_1 = \frac{1}{2} [y(t) - y_m(t)]^2 \qquad (7-15)$$

7.2.2　下肢模型逼近

定义下肢三杆模型的拉格朗日方程为

$$\boldsymbol{D}(\theta)\ddot{\theta} + \boldsymbol{C}(\theta, \dot{\theta})\dot{\theta} + \boldsymbol{G}(\theta) = \boldsymbol{T} \qquad (7-16)$$

式中　$\boldsymbol{D}(\theta)$——惯性项；

　　$\boldsymbol{C}(\theta, \dot{\theta})$——科氏力和离心力项；

　　$\boldsymbol{G}(\theta)$——重力项；

　　　θ——矢状面的髋、膝和踝关节旋转角度；

　　$\boldsymbol{T}$——外部因素。

由于无法对穿戴者下肢进行精确建模，因此采用 RBF 神经网络分别对 $\boldsymbol{D}(\theta)$、$\boldsymbol{C}(\theta, \dot{\theta})$ 和 $\boldsymbol{G}(\theta)$ 进行逼近。

在本章，$y_m(t) = [D_{SNN}(\theta), C_{DNN}(\theta, \dot{\theta}), G_{SNN}(\theta)]$，$W = [W_D, W_C, W_G]^T$，且

$$D(\theta) = D_{SNN}(\theta) + E_D \qquad (7-17)$$

$$C(\theta, \dot{\theta}) = C_{DNN}(\theta, \dot{\theta}) + E_C \qquad (7-18)$$

$$G(\theta) = G_{SNN}(\theta) + E_G \qquad (7-19)$$

式中，E_D、E_C 和 E_G 分别为神经网络对 $D(\theta)$、$C(\theta, \dot{\theta})$ 和 $G(\theta)$ 的建模误差，则

$$
\begin{aligned}
& D(\theta)\ddot{\theta}_r + C(\theta, \dot{\theta})\dot{\theta}_r + G(\theta) \\
= & D_{SNN}(\theta)\ddot{\theta}_r + C_{DNN}(\theta, \dot{\theta})\dot{\theta}_r + G_{SNN}(\theta) + E \\
= & [\{W_D\}^T \cdot \{\Xi_D(\theta)\}]\ddot{\theta}_r + [\{W_C\}^T \cdot \{\Xi_C(z)\}]\dot{\theta}_r + [\{W_G\}^T \cdot \{\Xi_G(\theta)\}] + E
\end{aligned}
$$
$$(7-20)$$

式中　W_D、W_C 和 W_G——神经网络建模的权值；

　　Ξ_D、Ξ_C 和 Ξ_G——隐层高斯基函数的输出，$E = E_D\ddot{\theta}_r + E_C\dot{\theta}_r + E_G$。

假设对神经网络建模项 $D_{SNN}(\theta)$、$C_{DNN}(\theta,\dot{\theta})$、$G_{SNN}(\theta)$ 的估计为

$$\hat{D}_{SNN}(\theta)=\big[\{\hat{W}_D\}^T\boldsymbol{\cdot}\{\varXi_D(\theta)\}\big] \qquad (7-21)$$

$$\hat{C}_{DNN}(\theta,\dot{\theta})=\big[\{\hat{W}_C\}^T\boldsymbol{\cdot}\{\varXi_C(z)\}\big] \qquad (7-22)$$

$$\hat{G}_{SNN}(\theta)=\big[\{\hat{W}_G\}^T\boldsymbol{\cdot}\{\varXi_G(\theta)\}\big] \qquad (7-23)$$

式中，$\hat{W}_D$、$\hat{W}_C$、$\hat{W}_G$ 分别为权值 W_D、W_C、W_G 的估计，$z=[\theta^T \quad \dot{\theta}^T]^T$。

7.2.3　步态预测策略

基于模型分块逼近的 RBF 神经网络步态预测如图 7-3 所示。

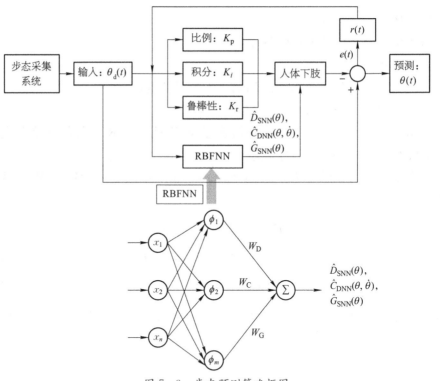

图 7-3　步态预测策略框图

该预测方法的核心是用 RBF 神经网络逼近下肢模型矩阵：$\boldsymbol{D}$、$\boldsymbol{C}$ 和 $\boldsymbol{G}$。同时在算法中加入鲁棒项，使得预测算法具有更强的抵抗干扰的能力，并基于比例积分项实现最终的轨迹预测。

为了设计预测算法，给出如下定义：

$$e(t) = \theta_d(t) - \theta(t) \qquad (7-24)$$

$$\dot{\theta}_r = r(t) + \dot{\theta}(t) \qquad (7-25)$$

$$\ddot{\theta}_r = \dot{r}(t) + \ddot{\theta}(t) \qquad (7-26)$$

式中　$\theta_d(t)$——目标轨迹；

　　　　$\theta(t)$——预测轨迹。

$$r(t) = \dot{e}(t) + \Lambda e(t) \qquad (7-27)$$

因此

$$\dot{\theta}_r = \dot{\theta}_d + \Lambda e \qquad (7-28)$$

$$\ddot{\theta}_r = \ddot{\theta}_d + \Lambda \dot{e} \qquad (7-29)$$

式中，$\Lambda > 0$。 则

$$\begin{aligned}
T &= D(\theta)\ddot{\theta} + C(\theta, \dot{\theta})\dot{\theta} + G(\theta) \\
&= D(\theta)\ddot{\theta}_r + C(\theta, \dot{\theta})\dot{\theta}_r + G(\theta) - D(\theta)\dot{r} - C(\theta, \dot{\theta})r \\
&= [\{W_D\}^T \cdot \{\Xi_D(\theta)\}]\ddot{\theta}_r + [\{W_C\}^T \cdot \{\Xi_C(z)\}]\dot{\theta}_r + [\{W_G\}^T \cdot \{\Xi_G(\theta)\}] - \\
&\quad D(\theta)\dot{r} - C(\theta, \dot{\theta})r + E
\end{aligned} \qquad (7-30)$$

设计预测策略如下：

$$\begin{aligned}
T &= T_m + K_p r + K_i \int_0^t r\,dt + T_r \\
&= \hat{D}_{SNN}(\theta)\ddot{\theta}_r + \hat{C}_{DNN}(\theta, \dot{\theta})\dot{\theta}_r + \hat{G}_{SNN}(\theta) + K_p r + K_i \int_0^t r\,dt + T_r \\
&= [\{\hat{W}_D\}^T \cdot \{\Xi_D(\theta)\}]\ddot{\theta}_r + [\{\hat{W}_C\}^T \cdot \{\Xi_C(z)\}]\dot{\theta}_r + [\{\hat{W}_G\}^T \cdot \{\Xi_G(\theta)\}] + \\
&\quad K_p r + K_i \int_0^t r\,dt + T_r
\end{aligned} \qquad (7-31)$$

式中，$K_p > 0$；$K_i > 0$；T_m 为基于模型的估计项；T_r 为用于克服神经网络建模误差的鲁棒性，且有

$$T_m = \hat{D}_{SNN}(\theta)\ddot{\theta}_r + \hat{C}_{DNN}(\theta, \dot{\theta})\dot{\theta}_r + \hat{G}_{SNN}(\theta) \qquad (7-32)$$

$$T_r = K_r \mathrm{sgn}(r) \qquad (7-33)$$

式中，$K_r = \mathrm{diag}[k_{rii}]\,(k_{rii} \geqslant |E_i|)$。

基于 MATLAB/Simulink 实现预测算法的仿真，仿真框图如图 7-4 所示。框图中包括四个由 S-Function 写的函数模块，"Input"是输入模块，"Gait_prediction"模块是步态预测的主算法模块，"Thigh_model"是大腿模型，

"Integrator"是积分模块。在输入模块中输入步态捕捉实验获取的髋关节、膝关节和踝关节第一个步态周期的矢状面运动角度数据。通过模型逼近和步态预测,输出下一步态周期的髋关节、膝关节、踝关节预测轨迹及预测误差。

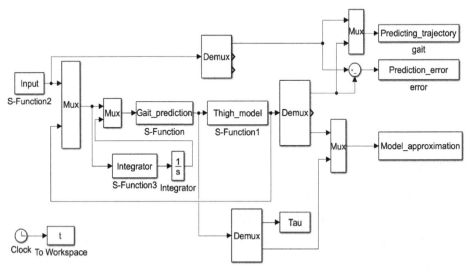

图 7-4　基于 Simulink 的仿真框图

预测算法的参数设置见表 7-1。本章设置了两组不同的参数进行人体下肢步态预测,分别定义为 SA-RBFNN 和 C-RBFNN。在表 7-1 中,初始值为前一周期髋关节、膝关节和踝关节在步态周期 0% 时刻的角度和角速度。

表 7-1　预测算法相关参数

参数名称	SA-RBFNN	C-RBFNN
初始值	$\boldsymbol{\theta}(0)=\begin{bmatrix}\theta_i(0) & \dot{\theta}_i(0)\end{bmatrix}^{\mathrm{T}}$	$\boldsymbol{\theta}(0)=\begin{bmatrix}\theta_i(0) & \dot{\theta}_i(0)\end{bmatrix}^{\mathrm{T}}$
K_{p}	$K_{\mathrm{p}}=200$	$K_{\mathrm{p}}=10$
K_{i}	$K_{\mathrm{i}}=100$	$K_{\mathrm{i}}=5$
Λ	$\Lambda=100$	$\Lambda=0.1$
K_{r}	$K_{\mathrm{r}}=0.1$	$K_{\mathrm{r}}=0.1$

7.2.4　矢状面步态预测结果

图 7-5～图 7-7 是平地行走步态模式下矢状面内下肢各关节的步态预测结果。在图 7-5 中,"实际轨迹"是指通过步态捕捉实验采集的前一步态周期的步态轨迹,"SA‐RBFNN 轨迹"和"C‐RBFNN 轨迹"分别是在 SA‐RBFNN 方法和 C‐RBFNN 方法下的预测结果。从图中可以看出,步态预测

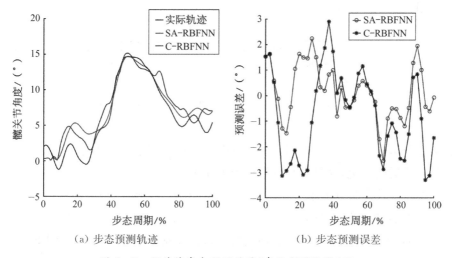

(a) 步态预测轨迹　　　　　　　(b) 步态预测误差

图 7-5　髋关节步态预测结果(参见彩图附图 19)

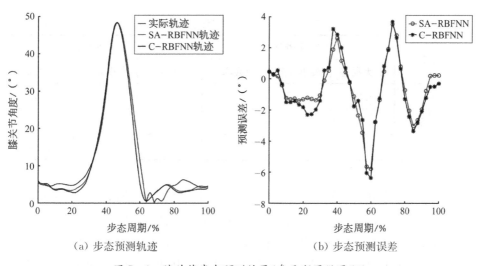

(a) 步态预测轨迹　　　　　　　(b) 步态预测误差

图 7-6　膝关节步态预测结果(参见彩图附图 20)

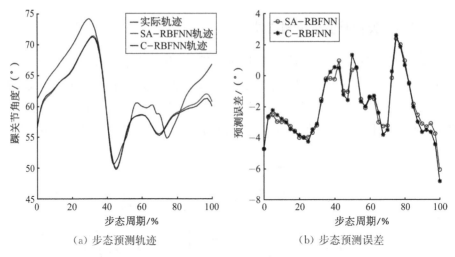

（a）步态预测轨迹　　　　　　　（b）步态预测误差

图 7-7　踝关节步态预测结果（参见彩图附图 21）

的结果与第二步态周期的实际轨迹趋势是一致的，但在时间域上存在着局部超前或滞后的情况，这是带来预测误差的主要原因。

　　本章以均方根误差值（root mean squared error，RMSE）为评价指标，对步态预测性能进行评价，见表 7-2。从表 7-2 可以看出，平地行走模式下，各关节矢状面（即屈-伸运动）的步态预测均方根误差均小于 3°，且 SA-RBFNN 与 C-RBFNN 相比，预测效果有所提升。

表 7-2　矢状面步态预测效果评估　　　　　（单位：°）

关节	SA-RBFNN			C-RBFNN		
	最大误差	最小误差	RMSE	最大误差	最小误差	RMSE
髋关节	2.55	0.07	1.09	3.31	0.07	1.87
膝关节	5.78	0.11	2.04	6.38	0.20	2.27
踝关节	6.08	0.16	2.73	6.82	0.22	2.86

　　文献[102]给出了 8 种回归方法的步态预测效果，其评价指标为矢状面双腿髋关节、膝关节和踝关节运动预测的 RMSE 的平均值。其中 RMSE 较小的 5 种预测方法分别是广义回归网络（general regression networks，GRN）、最近邻（k-nearest neighbors，KNN）、多层感知机（multi-layer perceptron，MLP）、RBFNN、函数联接神经网络（functional link network，FLN）。本章取单腿各

关节步态预测结果的均方根误差的均值,对比不同步态预测方法的性能。由表 7 - 3 可知,本章提出的基于 RBF 神经网络的步态预测方法比文献[95]中 GRN、KNN、MLP、FLN 等步态预测方法性能有明显提升。

表 7 - 3　不同预测方法的平均 RMSE

预测方法	SA - RBFNN	C - RBFNN	GRN	KNN	MLP	FLN
平均 RMSE/(°)	1.95	2.33	5.63	5.88	6.27	7.96

7.3　本章小结

本章讨论了步态预测的方法,并采用基于模型分块逼近的 RBF 神经网络策略来预测人体下肢下一步态周期髋关节、膝关节和踝关节的运动。步态预测结果与实验所测的下一个步态周期的数据进行了对比,验证了该策略的有效性。最后对该方法的预测性能进行了评估,并与其他预测方法的性能做了比较。结果表明在平地行走步态模式下,SA - RBFNN 与 C - RBFNN 在屈-伸方向的预测性能优于 GRN、KNN、MLP 和 FLN 等,且 SA - RBFNN 比 C - RBFNN 的预测效果略有提升。研究结果可推广到下肢外骨骼的人机协同的运动控制。预测的步态可以作为外骨骼机器人的参考轨迹,通过位置传感器实现位置反馈,解决由于时延而造成的外骨骼运动滞后问题。

第8章

人体下肢步态捕捉实验设计

本章在介绍了下肢外骨骼系统建模、人体传感数据采集、人机协同控制算法等理论研究的基础上,设计了基于光学运动捕捉系统的步态捕捉实验,获取了多种步态模型下下肢各个关节的三维角度数据,为其他各章节,如混联机构髋关节的步态匹配、矢状面内的下肢外骨骼单腿协同控制及步态预测等,奠定实验基础。

8.1 人体步态捕捉方案与实验

8.1.1 捕捉方案简介

运动捕捉装置主要分为机械式、声学式、光学式、电磁式、惯性式等[111-113]。机械式运动捕捉系统具有实时性及较高的捕捉精度,更适用于静态(人的肢体在运动,但空间位置没有明显变化)捕捉,但不利于连续动作的捕捉;声学运动捕捉系统缺陷是延迟性大,难以做到实时性,且精度较低,易受干扰;电磁式运动捕捉系统对环境要求严格,易受场地中的金属物品干扰。

光学运动捕捉系统通过在特定的场地布置若干个摄像头,同时在被测试者身上粘贴标识(Marker)点。光学动作捕捉系统受场地限制较小,且对高速运动的捕捉对象有很好的鲁棒性,适用于各种复杂的环境。光学动作捕捉系统的高精度使其在生物力学、医疗及科研领域得到了广泛应用。

8.1.2 步态捕捉光学系统

经过对比以上四种运动捕捉方案,本章采用基于光学的 NDI Optotrak Certus 三维运动测量系统对人体下肢各种步态数据进行采集。NDI Optotrak Certus 三维运动测量系统的步态捕捉流程如图 8-1 所示。

整个流程包括步态运动测量和分析两个步骤。三个位置传感器跟踪到贴在人体身上的发光标识点后,将标识点的三维运动信息传输到系统中的肌骨

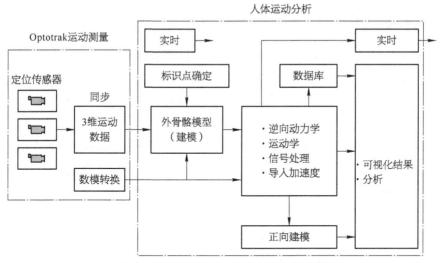

图 8-1　NDI Optotrak 步态捕捉流程图

模型中,并对肌骨模型进行修正以匹配被测试者。然后,数据通过数模转换输入步态分析系统,进行信号处理和运动学及动力学分析。最后得到步态运动分析结果,并将运动过程以骨骼模型的形式可视化呈现。对于本研究来说,最重要的是基于人体步态分析系统,获取贴在人体下肢的所有标识点的三维坐标数据,并将其转换为各关节的旋转角度,为人机步态匹配、人机协同运动控制及步态预测奠定实验基础。

　　该运动测量系统的位置传感器由三个 CCD(charge coupled device)镜头组成,可以捕捉标识点发射的红外光源,并在交点测量标识点精确的位置信息,位置传感器具有已经精确标定的坐标系统。Optotrak Certus 系统的测量空间及坐标系如图 8-2 所示。系统测量空间的体积为 30 m³,图 8-2 中距镜头 2.8 m 处的未标明尺寸的矩

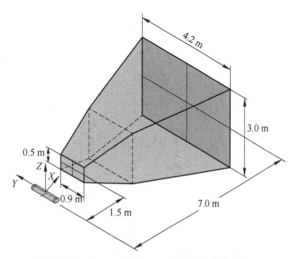

图 8-2　Optotrak Certus 系统测量空间

形截面中 Z 为 $1.6\,\mathrm{m}$、Y 为 $1.7\,\mathrm{m}$。

8.1.3　实验设计

采用光学式步态捕捉系统，获取不同速度、不同步态及不同负重情况下的各关节角度变化数据，包括盆骨、髋、膝、踝关节在矢状面、冠状面及水平面三个方向的运动数据。此外，需要记录各个步态模式下的人体重心移动轨迹。

1）前期准备

记录测试者的个体参数数据，包括性别、体重、身高、大小腿长度、腰围、盆骨宽度等，以及步态参数，包括步长、步宽、跨步长、步角。在实验室用两个 $100\,\mathrm{mm}$ 高的物块搭建两级台阶，用于上下阶梯步态捕捉。

2）步态捕捉系统搭建

按图 8-3 进行线路连接，将 NDI Optotrak Certus 三维步态捕捉系统搭建完成。系统的基本组件及功能见表 8-1。

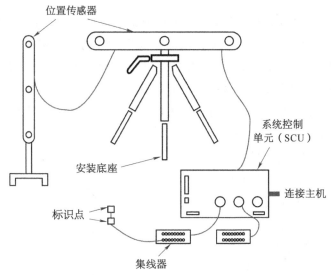

图 8-3　测量系统连接示意图

表 8-1　Optotrak Certus 系统的基本组件

名　称	功　　能
位置传感器	光学仪器，能在特定范围内探测到物体内部发射的红外光

（续表）

名　称	功　　能
系统控制单元（SCU）	一种处理设备，控制位置传感器和附加连接器的操作，它还处理传感器收集到的信息，并将其发送到主机
标识点（Marker）	红外发光二极管，当它们被频闪器激活时会被位置传感器跟踪
集线器	与系统控制单元相连并受它控制，用于连接标识点
软件支持	First Principles：与 Optotrak Certus 系统集成和分析数据
主机	用户提供的用于与 Optotrak Certus 系统通信的计算机

3）传感器布置

在测试者右腿的盆骨、腰部、髋关节、膝关节、踝关节和脚趾处分别布置一个标识点，布点方案及系统坐标如图 8 - 4 所示。

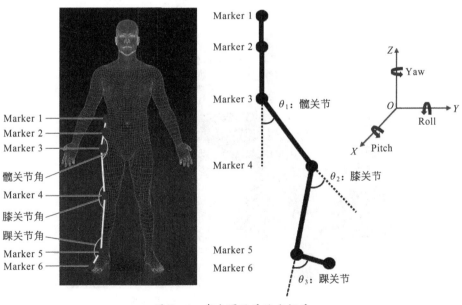

图 8 - 4　布点图及系统坐标系

4）实验内容

每种步态模式的采集都必须保证采集到两个以上完整的步态周期，采集时间为 15 s，每种步态模式重复采集三次。

上下阶梯步态捕捉时,每次运动应包含摆动相到支撑相在内的两个完整的步态周期($t>2T$)。测试者从双腿直立状态下,右腿先迈步,依次登上两个 100 mm 高的台阶,直至两腿并行站立在台阶上。随后下阶梯,右腿先迈步,直至双腿并行站立在地面。无负重、5 kg 负重、10 kg 负重状态下分别重复测试三遍,每次以 1 m/s 的步速进行测试。

蹲下起立测试时,原地从双腿站立直至蹲下,最终再次站立即为一个步态周期。为了捕捉到完整的两个步态周期,每次测试需要两次蹲下起立。无负重、5 kg 负重、10 kg 负重状态下分别重复测试三遍。其他步态模式如平地行走、坐下起立、上坡下坡、左右跨步、蹬腿、向后转等步态按照以上方法依次进行测试。

8.1.4 步态捕捉

在专业人员的辅助下,将 6 个标识点按照图 8-4 所示的布点方式布置,在被测试者右腿的对应关节处,标识点布置场景如图 8-5 所示。

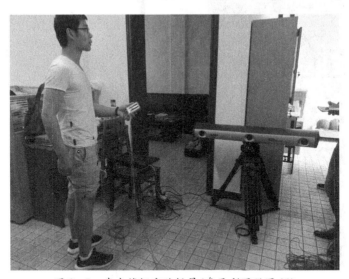

图 8-5 步态捕捉实验场景(参见彩图附图 22)

传感器布置完成后,引导被测试者在测试环境中随意走动一段时间,以适应测试环境。最后,依次进行平地行走、上下阶梯、坐下起立、上坡下坡、左右跨步、蹬腿、向后转等步态模式的运动捕捉。

8.2　步态捕捉结果及数据分析

Optotrak Certus 系统测量结果为 6 个标识点的三维坐标数据，通过变换可以得到各关节绕 X 轴转动（屈-伸）、绕 Y 轴转动（外展-内收）及绕 Z 轴转动（外旋-内旋）的角度数据。例如，Marker 2 和 Marker 3 构成的直线与 Marker 3 和 Marker 4 构成的直线的夹角，即是髋关节在空间中的运动角度，将该空间角度投影到各个坐标平面即可得到髋关节的屈-伸、外展-内收和外旋-内旋的角度数据。同理，可以获得膝关节和踝关节的运动角度数据。

三个经典步态下 6 个标识点在一个步态周期内的运动情况如图 8-6 所示。平地行走、上下阶梯和蹲下起立三种步态捕捉时被测试者脚跟（Marker 5）的初始位置分别为（3600，100，-400）、（3600，700，-400）、（3100，400，-400），单位为 mm。图中 Y 轴负方向为平地行走和上下阶梯的前进方向。上下阶梯时，由于测量系统在垂直方向的测量空间有限，因此将台阶高度设置为 100 mm。

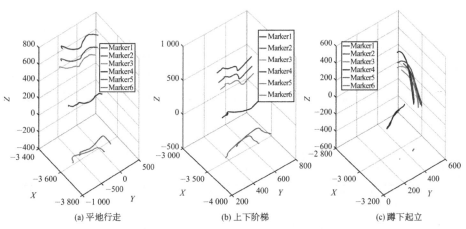

图 8-6　三种经典步态下 6 个标识点的运动空间（参见彩图附图 23）

图 8-7～图 8-9 是各个步态下，髋关节、膝关节和踝关节的转动数据。各个步态下髋、膝、踝关节三个方向的运动范围分别见表 8-2～表 8-4。

从平地行走步态下矢状面的运动（屈-伸）可以看出，被测试者站立状态下，髋关节、膝关节和踝关节的初始角度约为 2°、8° 和 58°，且具有一定的周期性。从各个经典步态的膝关节运动采集结果可以看出，膝关节只有微小的外

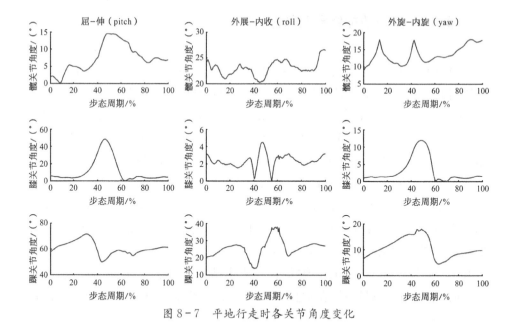

图 8-7　平地行走时各关节角度变化

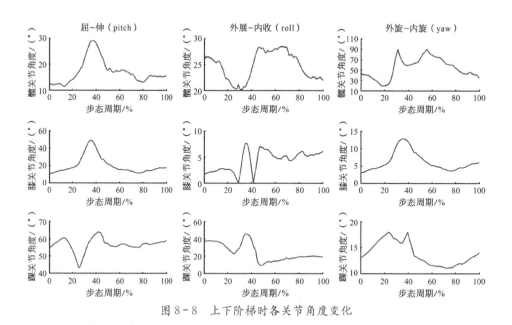

图 8-8　上下阶梯时各关节角度变化

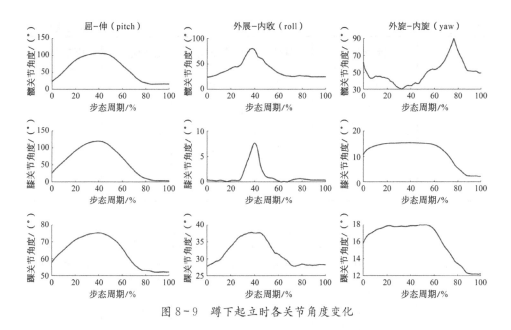

图8-9 蹲下起立时各关节角度变化

表8-2 平地行走时各关节的运动角度范围

关节	运动方向	旋转轴	最大值/(°)	最小值/(°)	角度范围/(°)
髋关节	屈曲-伸展	X	14.5	0.2	14.3
	外展-内收	Y	26.6	20.3	6.3
	外旋-内旋	Z	17.5	8.7	8.8
膝关节	屈曲-伸展	X	48.4	0.2	48.2
	外展-内收	Y	15.3	2.1	13.2
	外旋-内旋	Z	12.6	0.1	12.5
踝关节	趾屈-背伸	X	71.5	49.8	21.7
	外展-内收	Y	38.1	13.7	24.4
	外翻-内翻	Z	17.4	4.4	13.0

表8-3 上下阶梯时各关节的运动角度范围

关节	运动方向	旋转轴	最大值/(°)	最小值/(°)	角度范围/(°)
髋关节	屈曲-伸展	X	29.0	11.4	17.6
	外展-内收	Y	28.5	20.1	8.4
	外旋-内旋	Z	89.9	10.9	80

（续表）

关节	运动方向	旋转轴	最大值/(°)	最小值/(°)	角度范围/(°)
膝关节	屈曲-伸展	X	49.2	10.6	38.6
	外展-内收	Y	7.7	0.1	7.6
	外旋-内旋	Z	12.9	3.1	9.8
踝关节	趾屈-背伸	X	63.8	43.1	20.7
	外展-内收	Y	45.7	9.3	36.4
	外翻-内翻	Z	18.0	11.1	6.9

表 8-4　蹲下起立时各关节的运动角度范围

关节	运动方向	旋转轴	最大值/(°)	最小值/(°)	角度范围/(°)
髋关节	屈曲-伸展	X	106.8	15.4	91.4
	外展-内收	Y	80.2	24.2	56
	外旋-内旋	Z	89.5	12.0	77.5
膝关节	屈曲-伸展	X	119.8	3.5	116.3
	外展-内收	Y	7.6	0	7.6
	外旋-内旋	Z	15.3	2.1	13.2
踝关节	趾屈-背伸	X	75	52.2	22.8
	外展-内收	Y	37.8	27.9	9.9
	外翻-内翻	Z	18.0	12.2	5.8

展-内收和内旋-外旋角度,在下肢外骨骼设计时可以忽略这两个方向的自由度,而只考虑屈伸方向的自由度。由于髋关节和踝关节的 3 个自由度运动角度都较大,在仿人下肢外骨骼设计时,屈-伸、外展-内收及外旋-内旋运动都需要考虑。

8.3　本章小结

本章首先分析了各种运动测量系统的优缺点,最后选择基于光学的运动测量系统进行步态捕捉。设计了步态采集实验,并对多种步态模式的三维运动数据进行了采集和分析。本章获取了各个步态模式下各个关节的角度运动数据,作为第 5 章～第 7 章的理论验证实验。

　　本章的人体下肢步态捕捉实验应用在第 5 章的运动匹配效果评估中，将髋关节的屈-伸、外展-内收、内旋-外旋数据作为 6SPS 并联机构的目标轨迹，同时利用采集的人体髋关节三维数据，分析了混联下肢外骨骼的步态匹配问题。本章的人体下肢步态捕捉实验应用在第 6 章中，将平地行走步态模式下矢状面的髋关节和膝关节运动角度作为自适应迭代学习轨迹跟踪目标，实现了下肢外骨骼的人机协同运动。本章的人体下肢步态捕捉实验应用在第 7 章中，将步态捕捉获取的平地行走模式下前一个步态周期的髋关节、膝关节和踝关节屈-伸角度数据作为步态预测的输入，而下一步态周期的数据用于评估步态预测的性能。

第9章　下肢外骨骼的样机设计及实物展示

我们在可穿戴下肢外骨骼人机协同设计理论与实验的基础上,自主研发了三代可穿戴下肢外骨骼样机,可实现下肢人机协同运动。该样机便于拆装和穿戴,机构具有可调节性,通过添加限位功能,避免下肢外骨骼运动范围超过人体下肢所能达到的范围,而造成关节损伤。第二代样机参展 2019 年上海"第 21 届中国国际工业博览会",获得了广泛关注。

9.1　总体设计方案

可穿戴下肢外骨骼的总体方案是整个系统设计中的第一步,也是非常关键的一步。其中,结构设计不仅关系到整个系统功能的实现程度,还关系到控制的难易程度。

可穿戴下肢助力外骨骼的总体方案需要考虑以下几个问题:

(1) 自由度分配合理。应该尽量从仿生学的角度出发配置自由度,同时要保证工程上的可行性且易于控制。

(2) 便于拆装和穿戴。设计时应该尽量模块化,以便于拆装,同时也要保证下肢外骨骼易于穿戴和卸下。

(3) 机构的可调节性。设计的下肢外骨骼应该具有可调节性,以适应不同身高、体重的穿戴者,以及适应不同的负重。

(4) 合理布局运动范围。需要添加限位功能,避免下肢外骨骼运动范围超过人体下肢所能达到的范围而造成关节损伤。

(5) 轻便性。在保证结果强度和助力功能的前提下,尽可能地减少下肢外骨骼本体及辅助件的重量,以减少助力过程外骨骼自身的能量消耗。

由人体下肢运动机理分析可知,人体下肢单腿共有 7 个自由度:髋关节 3 个、膝关节 1 个、踝关节 3 个。人体下肢行走过程中,髋关节、膝关节及踝关节在矢状面的屈-伸自由度是必不可少的,外展-内收自由度主要起保持运动平衡的作用,内旋-外旋自由度主要用于转向和提高人机运动的协调性,故设计下肢外骨骼机器人时,矢状面的 3 个自由度是必不可少的。因此,我们设计的下肢外骨骼在矢状面内具有 6 个自由度,单腿髋、膝、踝关节各有 1 个自由度,其中髋关节和膝关节为主动自由度,踝关节为被动自由度。通过背带完成下肢外骨骼与人体的耦合,同时外骨骼与人体腰部及大小腿之间通过绑带进行连接。设计的腰围调节器、大小腿杆长调节器可调节下肢外骨骼本体的结构参数,以适应不同身高和体重的穿戴者。

9.2　样机结构设计

9.2.1　腰部

腰部结构如图 9-1 所示。为了使下肢外骨骼与人体固定得更加牢靠,在腰部设计了 3 组绑带槽,同时添加了腰部护垫以增强穿戴者的舒适性。腰部设置了背板安装孔,可安装背板以放置控制器、电池组、背包等。腰部与髋关节执行器外壳通过支撑架安装孔进行连接,支撑架上设置有限位销,以防止下肢外骨骼运动时超出人体安全范围。

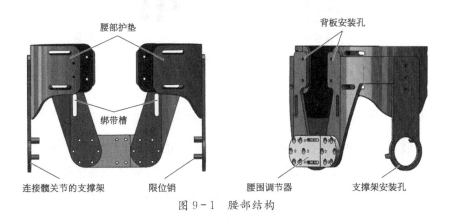

图 9-1　腰部结构

9.2.2　髋关节和膝关节

下肢外骨骼髋关节和膝关节结构上相似,都是由关节执行器驱动的主动自由度。它们由关节执行器、机架连接件、输出端连接法兰等部件组成,如图

9-2所示。对于髋关节,背部支撑架与关节执行器的外壳固定,关节执行器通过输出端连接法兰与大腿杆上端,以驱动髋关节旋转。对于膝关节,机架连接件的一端和大腿杆下端固定、一端与关节执行器的外壳固定,关节执行器通过输出端连接法兰与小腿杆上端,以驱动膝关节旋转。由于人体髋关节和膝关节的安全运动范围不同,限位销的安装位置也不一样,每个关节包含两个限位销,以限制下肢外骨骼的屈曲角度和伸展角度在极限范围内。基于下肢运动理论分析及仿生学,我们设计的限位销使髋关节在矢状面内可以向后屈曲20°、向前伸展130°,膝关节可以向后屈曲130°、向前伸展0°。

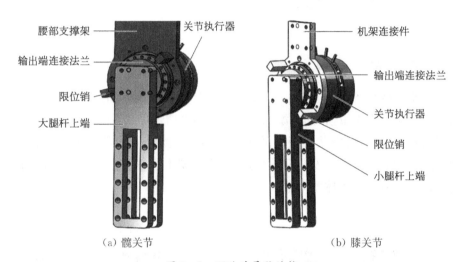

（a）髋关节 （b）膝关节

图9-2 下肢外骨骼结构

9.2.3 踝关节及足部

下肢外骨骼踝关节作为被动自由度,能够实现背屈和跖屈运动。踝关节主要由弹簧支撑架及弹簧储能元件、踝关节支撑架、旋转轴连接过渡板、旋转轴及轴承等组成。足部由足底支撑板、足底弹性板及橡胶底板等组成,通过足底连接过渡板与踝关节连接。踝关节及足部结构如图9-3所示。下肢外骨骼运动处于支撑相时,踝关节设置的弹性储能元件可以储存弹性势能,并在摆动相时释放能量以辅助人体运动。此外,足底板为具有弹性储能和减振作用的三层复合板,增加了外骨骼的整体舒适度。足底板顶层由足底支撑板和橡胶板构成,中间板为弹性板,底板为橡胶板。同时,足底板可嵌入足底压力传感器,用于人体运动意图识别和下肢外骨骼稳定性控制。

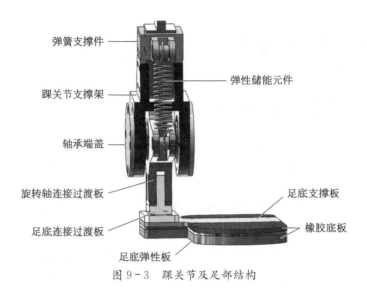

弹簧支撑件

踝关节支撑架

轴承端盖

旋转轴连接过渡板

足底连接过渡板

足底弹性板

弹性储能元件

足底支撑板

橡胶底板

图 9-3　踝关节及足部结构

下肢外骨骼本体的主要部件包括背部板、腰部板、髋关节、膝关节、踝关节、大腿杆和小腿杆等。下肢外骨骼单腿髋关节、膝关节、踝关节各配置有 1 个自由度。其中，髋关节和膝关节由电机驱动，为主动自由度，踝关节设置了储能弹簧，为被动自由度。下肢外骨骼通过背带、大腿环和小腿环与穿戴者连接。矢状面运动的下肢外骨骼总体结构，如图 9-4 所示。

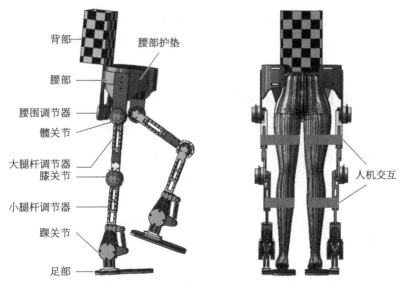

背部

腰部

腰围调节器

髋关节

大腿杆调节器

膝关节

小腿杆调节器

踝关节

足部

腰部护垫

人机交互

图 9-4　下肢外骨骼总体结构

9.3　样机系统设计

9.3.1　外骨骼机器人驱动系统

外骨骼机器人的系统设计面临诸多的问题,首先就是外骨骼机器人驱动问题。外骨骼机器人系统一般有三种驱动方法:电机、液压和气压,三种方法各有优缺点。

首先,电机驱动有一定优点,即控制精确、响应速度快等,但是其驱动力较小,不能实现一个良好的增力功能。其次,对于液压驱动来说,液压驱动系统在同等功率下,其系统具有体积较小、重量较轻、反应快、输出驱动力大等优点。但是,在液压系统的正常运行中很容易产生过大的噪声,而且液压系统里面的液压油容易产生泄漏,不易管理。最后,对于气压驱动方式,气压驱动方式具有输出压力大、可无极调速等优点,但也同样存在系统噪声过大等缺点。

由于外骨骼机构机器人是装配在人体的肢体上的,因此外骨骼机构机器人的穿戴舒适度与其结构的合理性也仍为当前的技术难题。比如,人体穿着外骨骼机器人在运动时,外骨骼的构造与驱动时序必须要与人体结构及人体的各关节的运动相适应;否则,外骨骼反而会对人体的运动产生干涉,甚至伤到穿戴人员。如何用最低的成本与有效果的机构来实现外骨骼机构的一个良好的压力输出,以及如何设计出良好的控制方式将是外骨骼机器人设计中重要的问题。

9.3.2　外骨骼机器人控制系统

外骨骼机器人与传统机器人有许多的不同,一般意义上的机器人只需要根据下达的指令到固定位置或完成既定的动作,而外骨骼机器人是穿戴在人体之上的,肢体包含在系统中,因此存在人机交互。这使得控制目标的实现更加困难,因此想要制造符合要求的外骨骼机器人,不仅需要功能部分的机械结构设计,更重要的是需要合适的控制系统来完成人机交互。目前一些主要的控制方式如下:

1) 操作者控制

操作员通过开关按钮等装置控制外骨骼机器人的行动,很多以康复为目的的步态矫正装置便是采取这样的操作方法,如 Johnoson 针对下肢瘫痪患者设计的一种通过手指关节角度测量器,实现与腿部关节一一对应的映射,从而控制每条腿的动作。这种方法虽能实现基本的承载功能,但与健全人的行走逻辑大为不同,同时用于控制的部位将被占用,不断发出命令,影响穿戴人员的其他动作。

2) 预编程控制

有些外骨骼机器人装置,通过预先编好的程序来运行,操作人员只需进行开关等少数操作,其运动轨迹是预先根据正常人的步态来设定,并进行一定的调整。此方法大多用于行走能力康复训练系统中,如 Vukobratovic 的康复装置等,应用目的较为单一。

3) 肌电控制

1851 年,法国科学家 Dubois-Reymond 首次提出肌肉传感问题,如今肌电信号模型已经从线性模型发展到非线性模型,并广泛应用到机电传感器的设计与应用,它通过表面电极或植入电极测量人体肌肉的活动的肌电信号,判断肌肉的兴奋程度,从而估计穿戴人员的运动意图。例如,日本的 HAL 采用 EMG 信号,考虑了腿部的黏性特性和弹性特征,基于阻抗控制方法研究了 HAL 的黏性特征的控制,穿戴十分舒适。肌电信号是超前于人体运动的,因此控制器可以有充足时间来处理信号,延迟较小。但是,由于关节力矩与肌肉 EMG 信号之间不存在一对一关系,肌力力臂变化规律也会随着个体不同而改变。其次,由于人体运动出汗导致的感应器脱落移位测量不准等,仍是有待解决的问题。

4) 主从控制

这种控制方法一般用于远程机器人操作系统,目的是让远程的机器人模拟操作者的动作,操作者必须穿戴一套外骨骼装置,不断输出人体的运动信息,这种控制方法不仅要控制骨骼服终端的位置与方向,还需要控制整个骨骼服的姿态,哈迪曼就是采取这种控制方法,但外骨骼服的内部需要预留人员和外骨骼服的活动空间,设计会变得复杂和庞大。

5) 基于模型的控制

这种控制需要建立穿戴人员与外骨骼机器人交互的模型作为之后一系列运动的基础。建立计算人机交互模型需要考虑很多的准则,如零力矩点平衡、重力补偿等。较为准确的人机交互模型将使运作更为简单,但高度精确的模型需要一系列传感器来收集穿戴人员在行动过程中其肌体的运动学与动力学变量，若这个过程中模型误差较大，则控制精度也会受到影响。

6）灵敏度放大控制

外骨骼机器人作为一个人机交互系统，需要舒适地完成人机之间的信息传递。如果在人体上安装大量且复杂的传感器系统，不仅会使操作人员感觉不适，其运动过程也可能影响传感器的安装位置，进而影响测量结果。灵敏度放大法，就是将骨骼服输出的关节角度和穿戴人员施加于外骨骼机器人上的力，两者之间的传递函数定义为灵敏度函数，通过调整其大小，使得穿戴人员可以用很小的力改变外骨骼的位置。这种控制方法多用于增强人体负重能力的系统中，如中国人民解放军海军航空大学的 NES 系列和美国 Berkeley 的 BLEEX 等，但是灵敏度放大法十分依赖于系统的动态模型，而对外骨骼机器人这样多刚体、多自由度的非线性系统，建立较为准确的数学模型是有困难的。

可以看到，虽然外骨骼系统的控制策略现已有很多，但每一种都有其优点与缺点，有各自合适的运用场合。在实际研制过程中，应当权衡考虑各种使用情况下的需求，组合开发合适的控制策略。

9.3.3 关节执行器方案选择

下肢外骨骼机器人的驱动方式有电机驱动、液压驱动和气压驱动。相比之下，电机驱动具有响应速度快、控制精度高、噪声小、可靠性高、易于维护等优点，且能够提供足够的驱动力矩。因此，我们选择的驱动方式是电机驱动。电机驱动方式下的关节执行器可选择的方案有电机加带轮、电机加丝杆、电机加蜗轮蜗杆驱动及电机和减速器直联等。

考虑到下肢外骨骼的轻便性，驱动关节应该具备体积小、重量轻的特点，同时为了避免下肢外骨骼与外界环境频繁摩擦或碰撞，外骨骼关节处向外不能凸出过多。故最终选择了直流无刷外转子盘式电机和减速器直联的超扁平关节执行器方案，如图 9-5 所示。直流无刷外转子电机通过连接法兰与减速器连接，其外壳与外骨骼机架固定；在髋关节处，减速器外壳与腰部固定；在膝关节处，减速器外壳与大腿杆固定，并通过减速器输出端驱动髋关节和膝关节旋转。该关节执行器为超扁平结构，非常适用于外骨骼机器人这种对关节执行器厚度要求苛刻的设备。

超扁平旋转关节执行器由带有霍尔传感器的扁平型直流无刷外转子、盘式

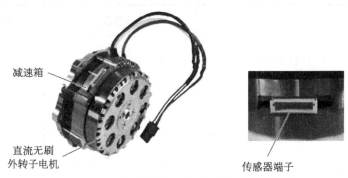

图 9-5　下肢外骨骼机器人超扁平关节执行器

电机及行星齿轮箱组成。额定输出转速 60 r/min 时的输出扭矩为 23 N·m，瞬间最大扭矩为 80 N·m，在过载状态下可持续工作 5 s。该关节执行器由 24 V 直流电压供电，可通过背包中的电池供电。关节执行器重量仅为 645 g，具有启动扭矩小、反向启动扭矩小、重量轻等特点，详细技术参数见表 9-1。

表 9-1　超扁平旋转关节执行器参数

参　　数	参数值	单　位
输入电压	24DC	V
霍尔元件输入电压	5DC	V
减速比	55.6∶1	
瞬时最大扭矩（5 s 过载）	80	N·m
瞬时最大电流（5 s 过载）	40	A
瞬时最大扭矩（30 s 过载）	45	N·m
瞬时最大电流（30 s 过载）	22	A
空载最高转速	105±15%	r/min
连续输出转速 60 r/min 时的输出扭矩	23	N·m
连续输出转速 60 r/min 时的电流	11	A
设计寿命 L_d（油脂润滑）	6 000	h

（续表）

参　　数	参数值	单　　位
实际服务寿命 L（油脂润滑）	$L = L_d \times \dfrac{N_0}{N_{avg}} \times \left(\dfrac{T_0}{T_{avg}}\right)^{\frac{10}{3}}$	h
扭矩常数	$2.2 \pm 15\%$	N·m/A（rms）
转动惯量	0.2	kg·m²
齿隙	0.3	°
反向启动扭矩	1.5	N·m
容许弯矩	80	N·m
重量	645	g
最大直径	79	mm
最大厚度	41.39	mm

注：L_d 为设计寿命；N_{avg} 为平均负载转速；$N_0 = 40$ r/min；T_{avg} 为平均负载转矩；$T_0 = 20$ N·m。

9.4　样机实物

该研究的成果即为可穿戴下肢外骨骼样机，该样机参展了上海"第21届中国国际工业博览会"。

1）参展项目名称

新型混联下肢外骨骼的设计与开发。

2）参展项目概况

下肢外骨骼可以作为一个子系统被应用到多个领域，以增强或重建穿戴者的下肢运动能力。下肢外骨骼本体通过一系列辅助装置与人体连接，为了不对穿戴者造成干扰，必须与穿戴者下肢保持同步运动。因此，下肢外骨骼人机协同运动是下肢外骨骼助力的关键。

3）参展项目实物展示

上海大学作者团队对可穿戴下肢外骨骼的研究，侧重于军事和工业领域，从2016年开始经过四年的理论研究，开发了第一代、第二代和第三代实物样机，如图9-6～图9-9所示。

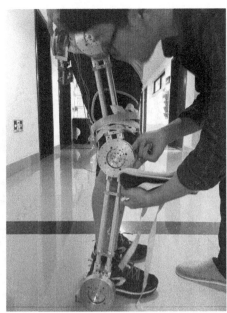
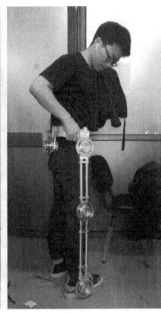

图 9-6　第一代下肢外骨骼实物模型(参见彩图附图 24)

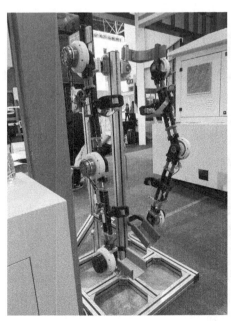
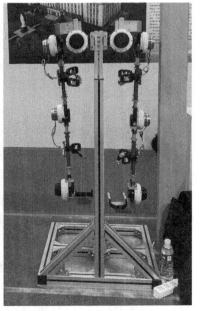

图 9-7　第二代下肢外骨骼实物模型(参见彩图附图 25)

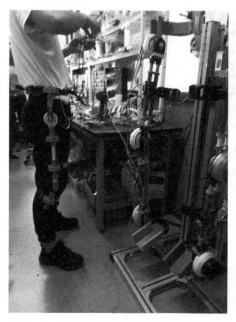
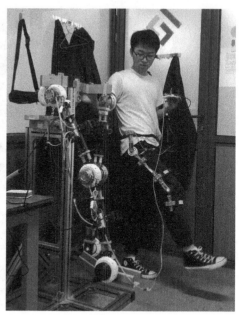

图 9-8　第三代可穿戴下肢外骨骼实物模型　图 9-9　第三代可穿戴下肢外骨骼运动测试
　　　　（参见彩图附图 26）　　　　　　　　　　（参见彩图附图 27）

4）项目创新点

新型混联下肢外骨骼的结构设计不仅关系到整个系统具体功能的实现程度和控制难易程度，而且还关系到整个系统使用的好坏程度。项目有以下创新点：

（1）便于拆装和穿戴。设计时应该尽量模块化，以便于拆装，同时也要保证下肢外骨骼易于穿戴和卸下。

（2）机构的可调节性。设计的下肢外骨骼应该具有可调节性，以适应不同身高、体重的穿戴者，以及适应不同的负重。

（3）合理布局运动范围。需要添加限位功能，避免下肢外骨骼运动范围超过人体下肢所能达到的范围而造成关节损伤。

5）市场应用

下肢外骨骼是一种可穿戴的人机一体化机械装置，将人的智力和机器人的"体力"完美地结合在一起，在医疗康复和助力等方面具有广泛的应用前景。

6）专利技术（已授权专利；申请专利）

（1）任彬，罗序荣. 基于混联机构的仿人型下肢外骨骼构型方法（发明专利,申请号：201910433209.X)。

（2）任彬,罗序荣.基于自适应迭代学习的外骨骼单腿协同控制方法（发明专利,申请号：201910396222.2)。

（3）任彬,罗序荣.基于 RBF 神经网络的踝关节步态预测方法（发明专利,申请号：201910437364.9)。

9.5　展望

本书开展的下肢外骨骼人机协同运动、实验及样机研制工作,虽然取得了初步成果,但以下问题还值得进一步深入研究：

（1）考虑到人体下肢及下肢外骨骼的对称性,本书的人机协同运动及实验研究是从单腿出发,对单腿不同步态模式下的运动数据进行采集,基于单腿数据进行混联外骨骼模型的人机步态匹配、步态跟踪和步态预测研究。在实际应用过程中,需要将其扩展到双腿模型,综合考虑双腿协同运动的影响。

（2）步态预测的结果难以直接作为下肢外骨骼控制的输入,还需要将其与其他传感信息及外骨骼控制策略相结合,以实现精确的人机协同运动控制。

（3）后续理论研究应该结合下肢外骨骼样机的控制系统,将理论研究成果编译为算法代码,并运用于下肢外骨骼样机控制系统的测试中。

（4）下肢外骨骼的样机可以进一步向单兵负荷、建筑工程、医疗康复的行业领域进行细分,实现具体行业领域的个性化定制。

References 参考文献

［1］ 侯增广,赵新刚,程龙,等. 康复机器人与智能辅助系统的研究进展[J]. 自动化学报,2016,42(12): 1765 - 1779.

［2］ 衣淳植,郭浩,丁振,等. 下肢外骨骼研究进展及关节运动学解算[J]. 智能系统学报,2018,13(6): 878 - 888.

［3］ Young A J, Ferris D P. State of the art and future directions for lower limb robotic exoskeletons ［J］. IEEE Transactions on Neural Systems and Rehabilitation Engineering, 2017,25(2): 171 - 182.

［4］ Yan T, Cempini M, Oddo C M, et al. Review of assistive strategies in powered lower-limb orthoses and exoskeletons ［J］. Robotics and Autonomous Systems, 2015(64): 120 - 136.

［5］ Yagn N. Apparatus for facilitating walking: U. S. Patent 420,179 ［P］. 1890 - 1 - 28.

［6］ Mizen N J. Powered exoskeletal apparatus for amplifying human strength in response to normal body movements: U. S. Patent 3,449,769 ［P］. 1969 - 6 - 17.

［7］ Garcia E, Sater J M, Main J. Exoskeletons for human performance augmentation (EHPA): A program summary ［J］. Journal of the Robotics Society of Japan, 2002,20(8): 822 - 826.

［8］ Walsh C J, Endo K, Herr H. A quasi-passive leg exoskeleton for load-carrying augmentation ［J］. International Journal of Humanoid Robotics, 2007,4(3): 487 - 506.

［9］ Walsh C J, Paluska D, Pasch K, et al. Development of a lightweight, underactuated exoskeleton for load-carrying augmentation ［C］// Proceedings 2006 IEEE International Conference on Robotics and Automation, 2006. New York: IEEE, 2006: 3485 - 3491.

［10］ Yuan P，Wang T，Ma F，et al. Key Technologies and Prospects of Individual Combat Exoskeleton ［M］// Knowledge Engineering and Management. Berlin：Springer，2014：305－316.

［11］ Zoss A B，Kazerooni H，Chu A. Biomechanical design of the Berkeley lower extremity exoskeleton （BLEEX）［J］. IEEE/ASME Transactions on mechatronics，2006，11（2）：128－138.

［12］ Amundson K，Raade J，Harding N，et al. Hybrid hydraulic-electric power unit for field and service robots ［C］// 2005 IEEE/RSJ International Conference on Intelligent Robots and Systems. New York：IEEE，2005：3453－3458.

［13］ Kwa H K，Noorden J H，Missel M，et al. Development of the IHMC mobility assist exoskeleton ［C］// 2009 IEEE International Conference on Robotics and Automation. New York：IEEE，2009：2556－2562.

［14］ He Y，Nathan K，Venkatakrishnan A，et al. An integrated neuro-robotic interface for stroke rehabilitation using the NASA X1 powered lower limb exoskeleton ［C］// 2014 36th Annual International Conference of the IEEE Engineering in Medicine and Biology Society. New York：IEEE，2014：3985－3988.

［15］ Asbeck A T，De Rossi S M M，Holt K G，et al. A biologically inspired soft exosuit for walking assistance ［J］. The International Journal of Robotics Research，2015，34（6）：744－762.

［16］ Suzuki K，Mito G，Kawamoto H，et al. Intention-based walking support for paraplegia patients with Robot Suit HAL ［J］. Advanced Robotics，2007，21（12）：1441－1469.

［17］ Hyon S H，Morimoto J，Matsubara T，et al. XoR：Hybrid drive exoskeleton robot that can balance ［C］// 2011 IEEE/RSJ International Conference on Intelligent Robots and Systems. New York：IEEE，2011：3975－3981.

［18］ Chu G，Hong J，Jeong D H，et al. The experiments of wearable robot for carrying heavy-weight objects of shipbuilding works ［C］// 2014 IEEE International Conference on Automation Science and Engineering. New York：IEEE，2014：978－983.

［19］ 孙建，余永，葛运建，等.基于接触力信息的可穿戴型下肢助力机器人传感系统研究［J］.智能系统学报，2008，38（12）：1432－1438.

［20］ 姚俊章，余永，葛运建.基于实时预测的传感器信号倍频算法［J］.传感技术学报，2011，24（3）：376－381.

[21] 郑成闻,宋全军,佟丽娜,等.一种柔性双足压力检测装置与步态分析系统设计研究[J].传感技术学报,2010,23(12):1704-1708.

[22] 田双太.一种可穿戴机器人的多传感器感知系统研究[D].合肥:中国科学技术大学,2011.

[23] 归丽华,杨智勇,顾文锦,等.能量辅助骨骼服 NAEIES 的开发[J].海军航空工程学院学报,2007(4):467-470.

[24] 杨秀霞,杨晓冬,王亭,等.下肢携行外骨骼系统建模及控制[J].舰船电子工程,2016,36(4):45-48.

[25] 杨秀霞,刘迪,赵国荣.携行外骨骼自适应虚拟力矩控制研究[J].船电技术,2015,35(11):35-39.

[26] 张志成.外骨骼下肢助力机器人技术研究[D].哈尔滨:哈尔滨工业大学,2011.

[27] 郑航明.自主减重外骨骼下肢机器人的混合控制系统设计与实现[D].成都:电子科技大学,2014.

[28] 邱静,程洪,过浩星.面向康复工程的助行可穿戴外骨骼机器人的人类工效学设计[J].计算机科学,2015,42(10):31-34.

[29] 王东海.基于行走步态的被动式重力支撑柔性下肢外骨骼系统[D].杭州:浙江大学,2016.

[30] 缪云洁.新型下肢外骨骼的机构性能设计方法研究[D].上海:上海交通大学,2015.

[31] 潘大雷.混联下肢外骨骼的步态规划与控制研究[D].上海:上海交通大学,2015.

[32] Lee K M, Wang D. Design analysis of a passive weight-support lower-extremity-exoskeleton with compliant knee-joint [C]// 2015 IEEE International Conference on Robotics and Automation. New York:IEEE,2015:5572-5577.

[33] 曹恒,孟宪伟,凌正阳,等.两足外骨骼机器人足底压力测量系统[J].传感技术学报,2010,23(3):326-330.

[34] 方明周.负重型下肢动力外骨骼机器人结构优化与仿真研究[D].上海:华东理工大学,2015.

[35] 龙亿,杜志江,王伟东.基于人体运动意图卡尔曼预测的外骨骼机器人控制及实验[J].机器人,2015,37(3):304-309.

[36] 龙亿,杜志江,王伟东.GA 优化的 RBF 神经网络外骨骼灵敏度放大控制[J].哈尔滨工业大学学报,2015,47(7):26-30.

[37] Houdijk H, Bobbert M F, De Haan A. Evaluation of a Hill based muscle

model for the energy cost and efficiency of muscular contraction [J]. Journal of biomechanics，2006，39(3)：536－543.

[38] Leboucher J，Lempereur M，Burdin V，et al. Radius movement simulation and evaluation based on articular surfaces [C]// 16th Biennial Conference of the Canadian Society for Biomechanics，2010.

[39] Celebi B，Yalcin M，Patoglu V. AssistOn-Knee：A self-aligning knee exoskeleton [C]// 2013 IEEE/RSJ International Conference on Intelligent Robots and Systems. New York：IEEE，2013：996－1002.

[40] Perry J C，Rosen J，Burns S. Upper-limb powered exoskeleton design [J]. IEEE/ASME Transactions on Mechatronics，2007，12(4)：408－417.

[41] 朱钧.基于人机交互的负重型下肢外骨骼关键技术研究[D].上海：华东理工大学,2017.

[42] Pons J L. Wearable robots：biomechatronic exoskeletons [M]. Washington, D. C. ：John Wiley & Sons，2008.

[43] Kazerooni H，Guo J. Human extenders [J]. Journal of Dynamic Systems, Measurement，and Control，1993，115(2B)：281－290.

[44] Krut S，Benoit M，Dombre E，et al. Moonwalker，a lower limb exoskeleton able to sustain bodyweight using a passive force balancer [C]// 2010 IEEE International Conference on Robotics and Automation. New York：IEEE，2010：2215－2220.

[45] 杨勇.基于重复学习的下肢外骨骼控制研究[D].成都：西南交通大学,2017.

[46] 许鸿谦.助力外骨骼人机系统动力与能量驱动特征研究[D].成都：西南交通大学,2018.

[47] 曹帅.基于深度学习的脑电信号分类方法研究[D].广东：华南理工大学,2017.

[48] 贾希.用于脑-机接口的脑电信号特征提取及分类的研究[D].天津：河北工业大学,2007.

[49] 丁建清,杨硕,王磊,等.想象多力度单侧手运动的脑电信号分类研究[J].生命科学仪器,2019,17(1)：41－46.

[50] 漆海涛.基于运动想象脑电的脑-机接口技术的研究[D].沈阳：东北大学,2012.

[51] 孙宇舸.脑-机接口系统中脑电信号处理方法的研究[D].沈阳：东北大学,2012.

[52] 王海玉,胡剑锋,王映龙.脑电信号处理方法的研究综述[J].计算机时代,2018

(1)：13-15.

[53] 谢宏,葛棋棋,姚楠,等.脑电信号无线采集系统设计[J].现代电子技术,2010, 33(18)：21-24.

[54] 谢宏,钱门超.基于 Android 的脑电信号无线采集与分析系统设计[J].微型机 与应用,2014,33(13)：77-80.

[55] 梁致汉.基于 EEG 的脑机接口技术研究与实现[D].天津：天津理工大学, 2015.

[56] 祝瑜瑛.基于脑电信号的运动性疲劳研究[D].杭州：杭州电子科技大学,2018.

[57] 曾友雯,冯珍,祝亚兵,等.基于脑电实验的眨眼次数与疲劳相关性研究[J].长 春理工大学学报(自然科学版),2017,40(1)：123-126.

[58] 周莹,罗志增,张建强.视听觉引导下脑电信号运动皮层活跃度分析研究[J]. 航天医学与医学工程,2018,31(4)：446-451.

[59] 肖少清.多导联脑电信号的采集、处理及分析系统[D].哈尔滨：哈尔滨工程大 学,2017.

[60] 霍彦芬,王继民.自制脑电图电极帽的方法与应用[J].医疗装备,1997(9)：40.

[61] 杨春宇,汪统岳,阳佩良,等.不同照明环境下学生的脑电信号变化[J].光源与 照明,2018(4)：40-42.

[62] 余琴,张旭秀.基于小波变换的脑电信号特征提取及分类[J].大连交通大学学 报,2009,30(1)：69-72.

[63] 康春香.基于运动想象的脑电信号特征选择及分类算法研究[D].绵阳：西南 科技大学,2017.

[64] 张焕.四类运动想象任务的脑电信号识别算法研究[D].太原：山西大学,2016.

[65] 龚琦.脑电信号与注意力的关联研究[D].武汉：武汉工程大学,2017.

[66] 范建凯.球面并联式人形机器人髋关节仿生若干基础理论研究[D].秦皇岛： 燕山大学,2015.

[67] 贺忠兵.冰壶运动员核心稳定性对基本动作影响的运动解剖学与肌电分析 [D].长春：吉林大学,2018.

[68] 李世明.运动生物力学理论与方法[M].北京：科学出版社,2006.

[69] Kapandji A I.骨关节功能解剖学：第 6 版[M].顾冬云,戴尅戎,等,译.北京： 人民军医出版社,2011.

[70] 王俊然.膝关节在屈曲和步态运动下胫-股关节生物力学的有限元分析[D].太 原：太原理工大学,2018.

[71] 陈海春.踝关节运动损伤发生的动力解剖学基础[J].福建师范大学学报(自然 科学版),1998(3)：110-114.

[72] 刘芳芳.3-UPUR/RRR 并联踝关节康复机构的设计与性能研究[D]. 西安：西安理工大学,2018.

[73] 杨秀霞,赵国荣,梁勇,等.下肢智能携行外骨骼系统控制理论与技术[M]. 北京：国防工业出版社,2017.

[74] Delp S L, Anderson F C, Arnold A S, et al. OpenSim: Open-Source Software to Create and Analyze Dynamic Simulations of Movement [J]. IEEE Transactions on Biomedical Engineering, 2007,54(11)：1940-1950.

[75] 黄磊.基于 OpenSim 的人体下肢与康复机器人耦合仿真[D].天津：天津大学,2016.

[76] Goodrich M A, Schultz A C. Human-robot interaction: a survey [J]. Foundations and Trends in Human-Computer Interaction, 2008,1(3)：203-275.

[77] De Santis A, Siciliano B, De Luca A, et al. An atlas of physical human-robot interaction [J]. Mechanism and Machine Theory, 2008,43(3)：253-270.

[78] Racine J L C. Control of a lower extremity exoskeleton for human performance amplification [D]. Berkeley：University of California, 2003.

[79] 杨庆.仿人机器人实时运动规划方法研究[D].长沙：国防科技大学,2005.

[80] 靳兴来.液压驱动下肢外骨骼机器人摆动相控制系统研究[D].杭州：浙江大学,2017.

[81] Uchiyama M. Formation of high-speed motion pattern of a mechanical arm by trial [J]. Transactions of the Society of Instrument and Control Engineers, 1978,14(6)：706-712.

[82] 杨波.注塑过程快速高效 2D 控制[D].杭州：浙江大学,2016.

[83] 林清钊.基于运动学模型的机械臂迭代学习控制[D].杭州：浙江大学,2017.

[84] 孙明轩,黄宝健.迭代学习控制[M].北京：国防工业出版社,1999.

[85] 陈强.自适应迭代学习控制算法及应用研究[D].重庆：重庆大学,2015.

[86] 郭毓.一类时变系统的自适应迭代学习辨识与控制[D].南京：南京理工大学,2007.

[87] Brantley J A, Luu T P, Nakagome S, et al. Prediction of lower-limb joint kinematics from surface EMG during overground locomotion [C]// IEEE International Conference on Systems, Man, and Cybernetics. New York：IEEE, 2017.

[88] Li K Y, Zhang X D, Meng L. Design on Cooperative Control of the Wearable Exoskeleton and the Movement Behavior Prediction of Human Beings Based on EEG [J]. Advanced Materials Research, 2012,588-589：1512-1514.

[89] Inoue T, Nomura S, Takahashi Y, et al. Leg Control based on Human Motion Prediction Using Motion Sensor for Power Assist Suit without Binding Knee [C]// Evolutionary Computation. New York: IEEE, 2016.

[90] A human motion prediction algorithm for Non-binding Lower Extremity Exoskeleton [C]// IEEE International Conference on Information & Automation. New York: IEEE, 2015.

[91] Yang Y, Zhou P, Ma L, et al. Gait recognition and trajectory prediction of Lower limb Load Exoskeleton [C]// Control Conference. New York: IEEE, 2016.

[92] Henseler J, Chin W W. A Comparison of Approaches for the Analysis of Interaction Effects Between Latent Variables Using Partial Least Squares Path Modeling [J]. Structural Equation Modeling: A Multidisciplinary Journal, 2010,17(1): 82 - 109.

[93] Bertram J E A, Ruina A. Multiple Walking Speed-frequency Relations are Predicted by Constrained Optimization [J]. Journal of Theoretical Biology, 2001,209(4): 445 - 453.

[94] Ren L, Jones R K, Howard D. Predictive modelling of human walking over a complete gait cycle [J]. Journal of Biomechanics, 2007,40(7): 1567 - 1574.

[95] Xiang Y, Arora J S, Abdel-Malek K. Optimization-based prediction of asymmetric human gait [J]. Journal of Biomechanics, 2011,44(4): 683 - 693.

[96] Ackermann M, Bogert A J V D. Optimality principles for model-based prediction of human gait [J]. Journal of Biomechanics, 2010,43(6): 1055 - 1060.

[97] Yun Y, Kim H C, Shin S Y, et al. Statistical method for prediction of gait kinematics with Gaussian process regression [J]. Journal of Biomechanics, 2014,47(1): 186 - 192.

[98] Martinez J, Black M J, Romero J. On human motion prediction using recurrent neural networks [C]// Proceedings of the IEEE Conference on Computer Vision and Pattern Recognition. New York: IEEE, 2017: 2891 - 2900.

[99] Prasertsakul T, Poonsiri J, Charoensuk W. Prediction gait during ascending stair by using artificial neural networks [C]// The 5th 2012 Biomedical Engineering International Conference. New York: IEEE, 2012: 1 - 5.

[100] Luu T P, Low K H, Qu X, et al. An individual-specific gait pattern

prediction model based on generalized regression neural networks [J]. Gait & posture，2014,39(1)：443－448.

[101] Vakulenko S，Radulescu O，Morozov I，et al. Centralized Networks to Generate Human Body Motions [J]. Sensors，2017,17(12)：2907.

[102] Goulermas J Y，Howard D，Nester C J，et al. Regression techniques for the prediction of lower limb kinematics [J]. Journal of Biomechanical Engineering，2005,127(6)：1020－1024.

[103] Oh S K，Kim W D，Pedrycz W，et al. Polynomial-based radial basis function neural networks (P-RBF NNs) realized with the aid of particle swarm optimization [J]. Fuzzy Sets and Systems，2011,163(1)：54－77.

[104] Yin J C，Perakis A N，Wang N. A real-time ship roll motion prediction using wavelet transform and variable RBF network [J]. Ocean Engineering，2018，160：10－19.

[105] Naso D，Cupertino F，Turchiano B. Precise position control of tubular linear motors with neural networks and composite learning [J]. Control Engineering Practice，2010,18(5)：515－522.

[106] Chen S Y. Kalman filter for robot vision：a survey [J]. IEEE Transactions on Industrial Electronics，2012,59(11)：4409－4420.

[107] Bishop G，Welch G. An introduction to the kalman filter [J]. Proc of SIGGRAPH，Course，2001,8(27599－23175)：41.

[108] 龙亿.下肢外骨骼人体运动预测与人机协调控制技术研究[D].哈尔滨：哈尔滨工业大学,2017.

[109] 李石磊.下肢外骨骼机器人步态规划与控制方法研究[D].哈尔滨：哈尔滨工业大学,2018.

[110] 周维华.RBF 神经网络隐层结构与参数优化研究[D].上海：华东理工大学,2014.

[111] 谭菁华,晏怡果.光学式三维运动捕捉在运动系统相关研究中的应用[J].海南医学,2018(14)：2029－2032.

[112] 季伟,王向阳.人体脊柱运动测量方法研究进展[J].医用生物力学,2011,26(1)：92－96.

[113] 邱晓文,贺西京,黄思华,等.人体脊柱三维运动测量分析方法新进展[J].中国骨伤,2015(5)：476－481.

《可穿戴下肢外骨骼人机协同
设计与实验研究》彩色插图

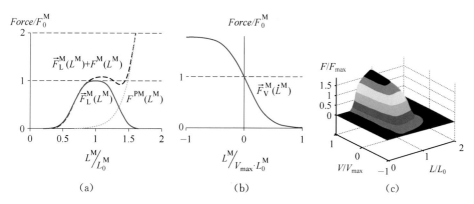

附图 1　肌肉模型各状态下力量值(A. V. Hill，1938)

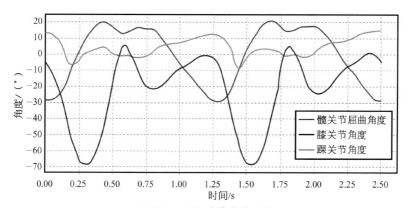

附图 2　人体关节角度曲线

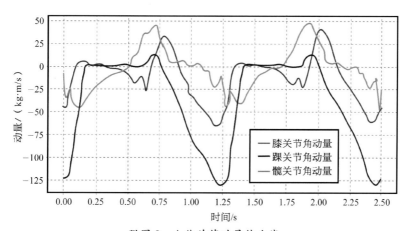

附图 3　人体关节动量值曲线

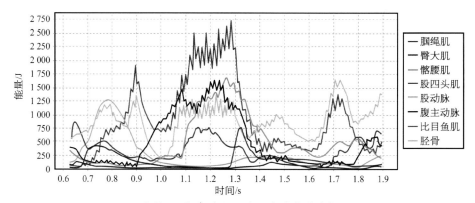

附图 4　行走过程下肢肌肉的能量消耗

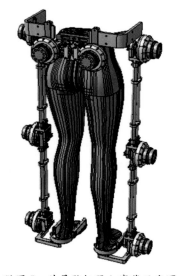

附图 5　外骨骼机器人穿戴示意图

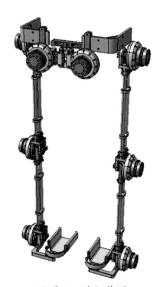

附图 6　总组装图

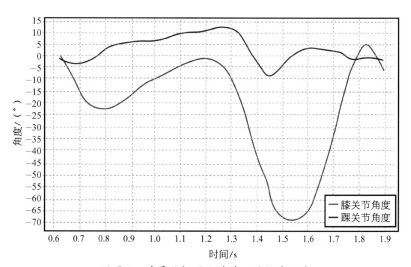

附图 7　外骨骼机器人关节运动仿真曲线

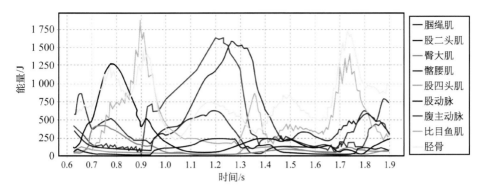

附图 8 穿戴机器人后下肢肌肉能量消耗仿真结果

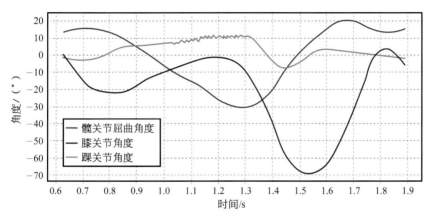

附图 9 穿戴后人体下肢关节角度仿真曲线

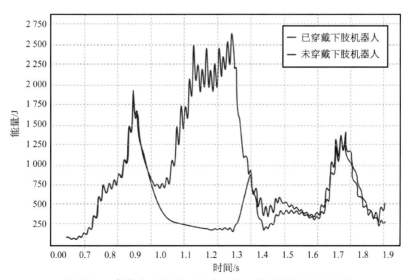

附图 10 穿戴前后人体下肢比目鱼肌能量消耗对比曲线

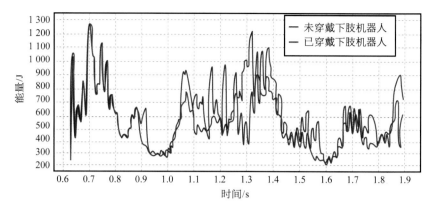

附图 11　穿戴前后人体下肢综合能量消耗对比曲线

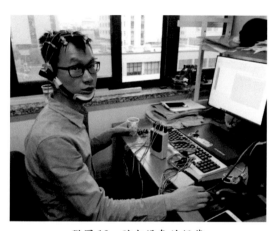

附图 12　脑电设备的佩戴

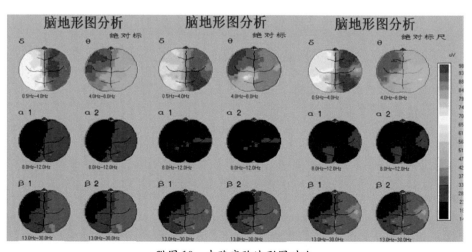

附图 13　走路实验地形图对比

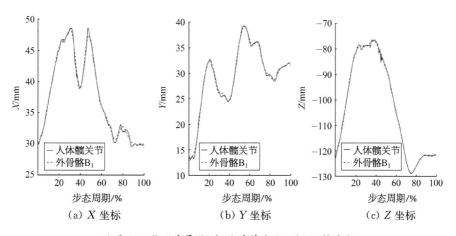

（a）X 坐标　　　　　　（b）Y 坐标　　　　　　（c）Z 坐标

附图 14　B_1（外骨骼）与髋关节点（人体）三维坐标

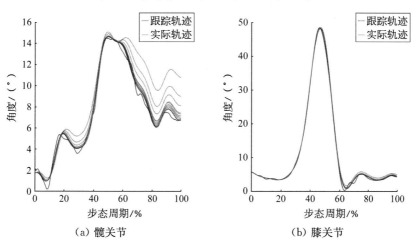

（a）髋关节　　　　　　　　　　（b）膝关节

附图 15　10 次迭代过程中的角度轨迹

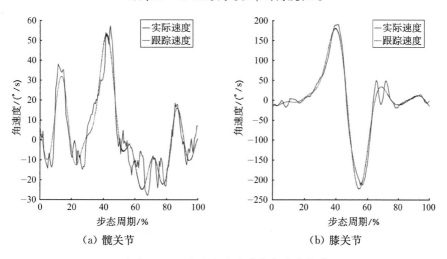

（a）髋关节　　　　　　　　　　（b）膝关节

附图 16　10 次迭代后的关节角速度轨迹

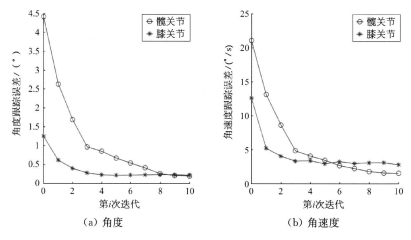

（a）角度 　　　　　　　　　　　（b）角速度

附图 17　迭代过程中的误差收敛过程

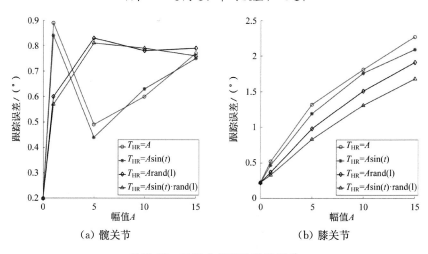

（a）髋关节 　　　　　　　　　　　（b）膝关节

附图 18　不同力矩下的跟踪误差

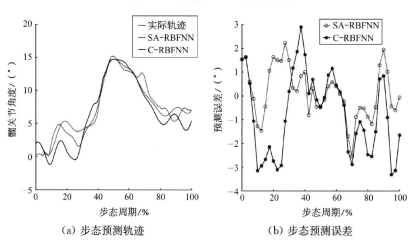

（a）步态预测轨迹 　　　　　　　　　　　（b）步态预测误差

附图 19　髋关节步态预测结果

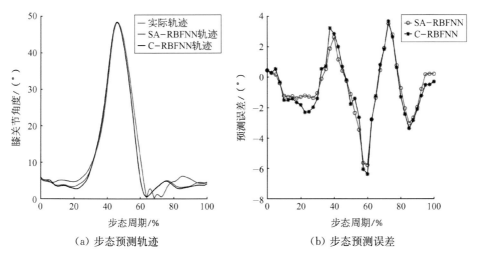

（a）步态预测轨迹　　　　　　　（b）步态预测误差

附图 20　膝关节步态预测结果

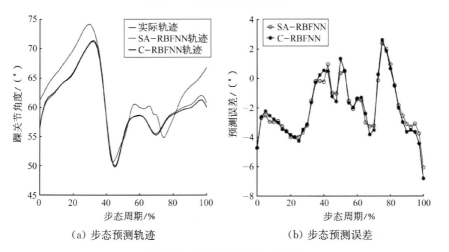

（a）步态预测轨迹　　　　　　　（b）步态预测误差

附图 21　踝关节步态预测结果

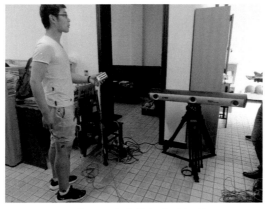

附图 22　步态捕捉实验场景

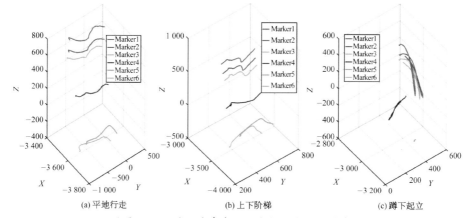

(a) 平地行走   (b) 上下阶梯   (c) 蹲下起立

附图 23 三种经典步态下 6 个标识点的运动空间

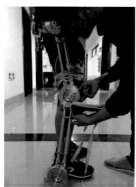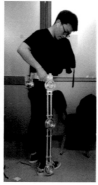

附图 24 第一代下肢外骨骼实物模型

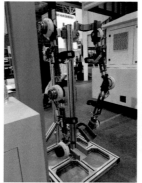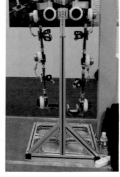

附图 25 第二代下肢外骨骼实物模型

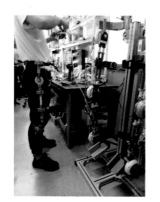

附图 26 第三代可穿戴下肢
外骨骼实物模型

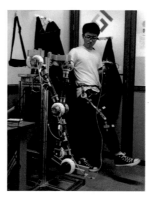

附图 27 第三代可穿戴下肢
外骨骼运动测试